Vivek Gautam

Une voie vers la dentisterie implantaire

Vivek Gautam

Une voie vers la dentisterie implantaire

ScienciaScripts

Imprint

Any brand names and product names mentioned in this book are subject to trademark, brand or patent protection and are trademarks or registered trademarks of their respective holders. The use of brand names, product names, common names, trade names, product descriptions etc. even without a particular marking in this work is in no way to be construed to mean that such names may be regarded as unrestricted in respect of trademark and brand protection legislation and could thus be used by anyone.

Cover image: www.ingimage.com

This book is a translation from the original published under ISBN 978-3-330-32624-8.

Publisher:
Sciencia Scripts
is a trademark of
Dodo Books Indian Ocean Ltd. and OmniScriptum S.R.L publishing group

120 High Road, East Finchley, London, N2 9ED, United Kingdom
Str. Armeneasca 28/1, office 1, Chisinau MD-2012, Republic of Moldova, Europe
Printed at: see last page
ISBN: 978-620-7-39444-9

Copyright © Vivek Gautam
Copyright © 2024 Dodo Books Indian Ocean Ltd. and OmniScriptum S.R.L publishing group

SOMMAIRE

CHAPITRE 1	2
CHAPITRE 2	5
CHAPITRE 3	7
CHAPITRE 4	11
CHAPITRE 5	22
CHAPITRE 6	30
CHAPITRE 7	37
CHAPITRE 8	44
CHAPITRE 9	51
CHAPITRE 10	83
CHAPITRE 11	96

CHAPITRE 1

INTRODUCTION

La perte des dents est un événement traumatisant, voire dévastateur, et cela a sans doute été vrai tout au long de l'histoire de l'humanité. La perte des dents, l'édentation éventuelle et le port de prothèses complètes font partie de l'évolution prévisible du vieillissement. L'incidence de l'édentation a constitué un défi pour les prosthodontistes, les incitant à concevoir des résultats prothétiques acceptables pour les patients. Des années de port de prothèses complètes entraînent une résorption osseuse progressive.

Le processus de résorption diminue la surface d'appui de la prothèse, élimine l'anatomie favorable à la rétention et crée des zones défavorables au support de la prothèse. Il en résulte une position défavorable des attaches musculaires, une sensibilité des nerfs mentaux et des configurations osseuses irrégulières qui s'appuient sur une muqueuse fine. La perte de stabilité latérale et de rétention augmente les mouvements de la prothèse, ce qui accroît la friction et l'irritation de la muqueuse.

La résorption osseuse progressive et rapide consécutive à la perte des dents, qui entraîne un rétrécissement constant des crêtes alvéolaires, a toujours été une énigme pour la profession dentaire. Les dentistes savaient que l'os se maintenait autour des dents debout et des racines conservées. Ces observations ont incité la profession à insérer des bloqueurs d'espace biocompatibles et non résorbables dans les alvéoles post-extractionnelles afin de maintenir les crêtes alvéolaires.

Depuis des siècles, les gens tentent de remplacer les dents manquantes par des implants. L'implantation est définie comme l'insertion d'un objet ou d'un matériau, tel qu'une substance alloplastique ou un autre tissu, partiellement ou totalement, dans le corps à des fins thérapeutiques, diagnostiques, prothétiques ou expérimentales.

En 1952, le chirurgien orthopédique suédois[1], Per-Ingvar Branemark, s'est intéressé à l'étude de la guérison et de la régénération osseuses et a adopté la "chambre à oreilles de lapin" conçue à Cambridge pour l'utiliser sur le fémur de lapin. Après plusieurs mois d'étude, il a tenté de retirer ces chambres coûteuses des lapins et s'est rendu compte qu'il ne pouvait pas les enlever. Per Branemark a observé que l'os s'était développé si près du titane qu'il adhérait efficacement au métal. Branemark a mené de nombreuses autres études sur ce phénomène, en utilisant des sujets humains et animaux, qui ont toutes confirmé cette propriété unique du titane.

Des études ont montré qu'un titane de qualité chirurgicale correctement préparé, associé à une technique chirurgicale minutieuse, entraînait une réponse biologique prévisible et un phénomène appelé *OSSEOINTEGRATION* par Per Ingvar Branemark.

Branemark[2] définit l'ostéointégration comme la "connexion structurelle et fonctionnelle directe entre un os vivant et ordonné et la surface d'un implant porteur. La création et le maintien de l'ostéointégration dépendent donc de la compréhension des capacités de cicatrisation, de réparation et de remodelage du tissu.

Les premiers patients édentés ont été traités en Suède avec des implants en titane en 1965.

Dans les années 1970 et 1980, des tentatives ont été faites pour préserver les crêtes alvéolaires grâce à des prothèses vitales immergées et traitées par endodontie, des implants acryliques, des implants à vis, des implants à broches et des implants en carbone vitreux.

Le concept des implants en titane ostéo-intégrés, lancé par BRANEMARK dans les années 1970 et développé par la suite pour fournir un remplacement viable et prévisible à long terme des dents naturelles, est devenu une option de traitement majeure.

La minimisation de la perte d'os alvéolaire résiduel est obligatoire pour les prothèses conventionnelles à long terme. C'est pourquoi la recherche sur les matériaux d'implants osseux bioactifs, biocompatibles, ankylosables et non résorbables reste un sujet de recherche important pour les professionnels de l'art dentaire.

Les caractéristiques d'un matériau d'implant osseux idéal pour la préservation continue des crêtes alvéolaires comprennent la non-toxicité, la non-antigénicité, la non-cancérogénicité et la non-résorbabilité. Il doit également être bioliant et présenter des propriétés mécaniques comparables à celles de l'os, tout en étant facile à insérer, disponible et peu sensible.

Au cours des dix dernières années, la disponibilité à grande échelle et l'utilisation réussie des implants dentaires ont considérablement élargi les possibilités de traitement pour le remplacement des dents manquantes. Les données issues de nombreuses études de suivi des taux de rétention des implants indiquent que plus de 90 % des fixations sont fonctionnelles pendant 5 à 10 ans après l'insertion.

La planification d'un traitement implantaire réussi nécessite une bonne compréhension de la biomécanique, une évaluation appropriée de la capacité de charge et un plan d'ingénierie adéquat pour maintenir l'ostéointégration avec une résistance aux charges occlusales anticipées.

CHAPITRE 2

HISTOIRE

Les origines des implants dentaires remontent aux Grecs, aux Étrusques et aux Égyptiens. Les premiers implants dentaires[3] étaient en pierre et en ivoire, comme le montrent les documents archéologiques de la Chine et de l'Égypte avant l'ère commune. Les Étrusques auraient créé des bridges à partir d'os de bœuf il y a environ 2 500 ans. Les Chinois de l'Antiquité, il y a environ 4 000 ans, inséraient de petits bâtons de bambou dans l'os de la mâchoire pour remplacer des dents fixes. Il y a plus de 2000 ans, les Égyptiens et, plus tard, les médecins européens utilisaient des métaux ferreux et précieux pour les implants, et les Incas utilisaient des morceaux de coquillages insérés dans l'os de la mâchoire pour remplacer les dents manquantes.

Les implants dentaires en or et en ivoire ont été utilisés aux siècles 16th et 17th. Les implants métalliques en or, plomb, iridium, tantale, acier inoxydable et alliage de cobalt ont été développés au début du 20th siècle. Les implants sous-périostés en cobalt-chrome-molybdène et les implants à lame en titane ont été introduits dans les années 1940 et 1960, respectivement, et sont devenus les dispositifs d'implantation les plus populaires et les plus réussis de 1950 à 1980.

936-1013 Albucasis DSe Condue a tenté[4] d'utiliser l'os de bœuf pour remplacer les dents manquantes et ce traitement a été la première pose d'implants documentée.

1728 Pierre Fauchard a montré pour la première fois un protocole de réimplantation des dents qui exigeait que le receveur soit jeune, avec des gencives saines, et que la transplantation soit réalisée le plus tôt possible.

1778 John Hunter aborde la question de la transplantation de dents dans son livre sur les dents.

1809 Maggiolo a fabriqué des racines en or qui ont été fixées à des dents pivotantes au moyen d'un ressort. Ces implants en or ont été placés dans des sites d'extraction récents. Les couronnes étaient placées après la cicatrisation autour de l'implant.

1887 Harris a suivi avec l'implantation d'un tenon en platine recouvert de plomb. Le tenon avait la forme d'une racine de dent et le plomb était rendu rugueux pour être retenu dans l'alvéole.

1898 Payne implante une capsule d'argent comme base d'une couronne en porcelaine qui est cimentée plusieurs semaines plus tard.

1913 Greenfield présente un implant à panier creux constitué d'un réseau de fils d'iridium-platine de calibre 24 soudés à l'or 24 carats.

1937 Adams a breveté un implant cylindrique fileté submersible avec un fond rond, une collerette gingivale lisse et un capuchon de cicatrisation. Une tête sphérique vissée à la racine était utilisée pour maintenir une prothèse de recouvrement.

1938 Strock a placé dans une alvéole d'extraction récente un implant en vitallium fileté, l'implant ayant une tête en forme de cône pour le scellement d'une couronne en jaquette.

1943 Dahl a placé des structures métalliques sur la mandibule et le maxillaire avec quatre poteaux saillants.

1947 Formiggini a mis au point un implant à spirale à simple hélice en tantale ou en étain.

1948 Goldberg et gershkoff rapportent l'insertion du premier implant sous-périosté viable.

1963 Linkow conçoit et introduit la conception du panier creux avec des évents et des pas de vis.

1952 Branemark met au point un implant fileté en titane pur.

Diverses conceptions d'implants sont apparues au début des années 1960. La plupart de ces implants en forme de vis étaient d'une seule pièce et n'étaient pas immergés.

CHAPITRE 3

RAISON D'ÊTRE DES IMPLANTS DENTAIRES

L'objectif de la dentisterie moderne est de redonner au patient un contour, un confort, une esthétique, une fonction, une élocution et une santé normaux. La dentisterie implantaire permet d'atteindre cet objectif, quelle que soit l'atrophie, la maladie ou la lésion du système stomatognathique. La dentisterie implantaire offre de nombreux avantages par rapport aux options de traitement fixes ou amovibles conventionnelles et constitue dans de nombreux cas le traitement de choix.

Le besoin accru et les avantages des restaurations implantaires soutenues et retenues sont le résultat de nombreux facteurs qui peuvent être divisés comme suit :

(1) Une population vieillissante qui vit plus longtemps,
(2) Perte de dents liée à l'âge,
(3) Conséquences de l'échec des prothèses fixes ,
(4) Conséquences anatomiques de l'édentation,
(5) Mauvaise performance des prothèses amovibles,
(6) Conséquences des prothèses partielles amovibles,

(1) POPULATION VIEILLISSANTE VIVANT PLUS LONGTEMPS :
Le vieillissement de la population est un facteur important à prendre en compte dans la dentisterie implantaire. En 2000, la population était de 282 millions d'habitants et devrait augmenter de 49 % pour atteindre 420 millions d'ici à 2050. En 2003, 35 millions de personnes étaient âgées de plus de 65 ans. Ce chiffre devrait augmenter de 87 % d'ici 2025, ce qui signifie que près de 70 millions de personnes seront âgées de plus de 65

ans. Comme les personnes âgées sont plus susceptibles d'avoir des dents manquantes, le besoin d'implant dentaire augmentera considérablement au cours des prochaines décennies.

(2) PERTE DE DENTS LIÉE À L'ÂGE

Les premières molaires sont les premières dents permanentes à faire éruption dans la
bouche et, malheureusement, ce sont souvent les premières dents perdues à la suite d'un accident.

d'une carie, d'un échec de traitement endodontique ou d'une fracture. Les patients adultes ont souvent une ou plusieurs couronnes, suite à des restaurations antérieures plus importantes nécessaires pour rétablir l'intégrité de la dent. La durée de vie estimée d'une prothèse dentaire est d'environ 10 ans. Les caries sont la principale cause d'échec des prothèses dentaires. 80 % des dents adjacentes aux dents manquantes n'ont pas de restauration ou une restauration minimale. Alors que les implants ont un taux de réussite élevé et que le risque de caries sur les dents adjacentes est moindre, le risque de problèmes endodontiques sur les dents adjacentes est réduit.

(3) UNE CONSÉQUENCE ATOMIQUE DE L'ÉDENTATION

Chaque fois que la fonction de l'os est modifiée, un changement définitif se produit dans l'architecture interne et la configuration externe. L'os a besoin d'être stimulé pour conserver sa forme et sa densité. Une tension de 4 % est nécessaire au système squelettique pour maintenir l'os et aider à équilibrer le phénomène de résorption et de formation. Lorsqu'une dent est perdue, le manque de stimulation de l'os résiduel entraîne une diminution des trabécules et de la densité osseuse dans la région, avec une perte de la largeur externe, de la largeur, puis de la hauteur, du volume osseux. Une dent est nécessaire au développement de l'os alvéolaire et la stimulation de cet os est nécessaire au maintien de sa densité et de son volume.

(4) DIMINUTION DES PERFORMANCES DES DENTURES COMPLETES

La différence de force maximale enregistrée chez une personne ayant des dents naturelles et une personne complètement édentée est radicale. Un patient qui grince ou serre les dents peut exercer une force proche de 1000 psi. La force maximale chez le patient édenté est réduite à moins de 50 psi. Plus les parents sont édentés longtemps, moins ils sont capables de générer de force. En raison de la diminution de la force occlusale et de l'instabilité de la prothèse, l'efficacité masticatoire diminue également avec la perte des dents.

Dans une étude, les performances et l'efficacité masticatoires de porteurs de prothèses ont été comparées à celles d'individus dentés.[88] Ce rapport a noté que lorsque les connexions appropriées ont été faites pour les différents niveaux et normes de performances, l'efficacité masticatoire d'un porteur de prothèse était inférieure à un sixième de celle d'une personne avec des dents.

(5) ASPECTS PSYCHOLOGIQUES DE LA PERTE DE DENTS

Les effets psychologiques de l'édentation totale sont complexes et variés, et vont d'un état très minime à un état de névrose. Bien que les prothèses complètes puissent satisfaire les besoins esthétiques de nombreux patients, certains d'entre eux estiment que leur vie sociale est considérablement affectée. Une étude a montré que la perte d'une dent était comparée à la mort d'un ami ou à la perte d'autres parties du corps en ce qu'elle entraînait une diminution de la confiance en soi et un sentiment de honte.

Une enquête menée auprès de patients édentés a révélé que 66 % d'entre eux n'étaient pas satisfaits de leur prothèse complète mandibulaire. Les principales raisons sont l'inconfort et le manque de rétention, qui provoquent douleur et gêne. Il y avait également des difficultés liées à l'élocution. Le manque de rétention et le risque psychologique d'embarras chez le porteur de prothèses amovibles est un problème auquel le dentiste doit s'attaquer.

(6) AVANTAGES DES PROTHÈSES SUR IMPLANTS

L'utilisation d'implants dentaires pour soutenir les prothèses présente de nombreux avantages par rapport à l'utilisation de restaurations amovibles supportées par les tissus mous. L'une des principales raisons est le maintien de l'os alvéolaire. Un implant endostéal peut maintenir la largeur et la hauteur de l'os tant que l'implant reste sain. L'esthétique et le tonus du visage peuvent également être maintenus. Les implants améliorent également la phonétique et l'occlusion.

CHAPITRE 4

MATÉRIAUX D'IMPLANTS

ÉVOLUTION DE LA SCIENCE DES MATÉRIAUX D'IMPLANTS

Au cours des trois dernières décennies, la définition de la biocompatibilité des matériaux a évolué et a reflété un changement constant d'opinion lié aux philosophies du traitement chirurgical des implants. Dans les années 1960, on s'est attaché à rendre le biomatériau plus inerte et chimiquement stable dans les environnements biologiques (biotolérant). La grande pureté des céramiques d'oxyde d'aluminium, de carbone et de composés de carbone et de silicium est un exemple classique de cette tendance. Dans les années 1970, la biocompatibilité est définie en termes de dommages minimaux pour l'hôte ou le biomatériau (bioinerte). Puis, dans les années 1980, l'importance d'une interaction stable est devenue le centre d'intérêt des communautés scientifiques et cliniques. Dans les années 1990, les recherches se sont davantage orientées vers les implants bioactifs, un matériau qui initie l'ostéogenèse autour de la surface de l'implant (bioactif)[1].

À la fin du millénaire, avec la popularité croissante des implants endo-osseux, la relation entre le matériau de l'implant et l'os environnant est devenue une préoccupation majeure.

facteur important déterminant la réussite clinique de l'implant. Le clinicien a également la possibilité de choisir le type et le matériau de l'implant parmi une large gamme de systèmes d'implants et de matériaux disponibles dans le commerce, tels que les métaux, les céramiques, les polymères et les composites.

Toutefois, avant de choisir une forme de matériau, il est conseillé d'avoir une compréhension biomécanique approfondie de ses propriétés physiques et chimiques, afin de prévoir sa réponse et sa capacité de charge dans un environnement biologique.

EXIGENCES PHYSIQUES, MÉCANIQUES ET CHIMIQUES POUR L'IMPLANT MATÉRIAUX

    A) . **PROPRIÉTÉS PHYSIQUES ET MÉCANIQUES**

Les forces exercées sur un implant consistent en des composantes de traction, de compression et de cisaillement. Pour la plupart des matériaux d'implants, la résistance à la compression est généralement suffisante pour supporter les forces occlusales et supérieure à la résistance au cisaillement et à la traction. Toutes les fractures de fatigue obéissent à la loi mécanique, qui établit une corrélation entre la dimension du matériau et la propriété mécanique d'un matériau donné, c'est-à-dire que plus la zone de distribution de la charge est petite, plus la contrainte générée dans le matériau de l'implant sera importante.

Les implants en céramique sont les plus faibles sous contrainte de cisaillement en raison de leur faible module d'élasticité, ce qui les rend fragiles et plus susceptibles de se fracturer. Les implants polymères ont un module d'élasticité élevé, ce qui les rend résistants aux contraintes de cisaillement. Les implants métalliques ont une limite de fatigue d'environ 50 % de leur résistance ultime à la traction et montrent une ductilité acceptable pour résister aux contraintes occlusales pendant la fonction...

B) . Corrosion et biodégradation

La corrosion est une préoccupation particulière pour les implants métalliques car ils font saillie dans la cavité buccale où les compositions en électrolytes et en oxygène diffèrent de celles des fluides tissulaires ; en outre, le pH peut varier de manière significative dans la zone située sous la plaque dentaire et dans la cavité buccale. Williams[1,2] a suggéré trois types de corrosion les plus pertinents pour les implants dentaires : la *corrosion fissurante sous contrainte, la corrosion galvanique et la corrosion de contact*.

L'analyse tridimensionnelle des contraintes par éléments finis montre une concentration des contraintes au niveau de la crête du support osseux et du tiers de l'implant, ce qui déclenche une *fissuration par corrosion sous contrainte* dans la zone d'interface de l'implant et du pilier. Le processus de *corrosion galvanique* dépend de la passivité des couches d'oxyde qui sont caractérisées par une dissolution et une régénération continues. La couche passive n'a que quelques nanomètres d'épaisseur et est généralement constituée d'oxydes ou d'hydroxydes de l'élément métallique de l'implant. La stabilité des couches d'oxyde couvre les potentiels d'oxydoréduction et la différence de pH dans l'environnement de la bouche et de la plaque dentaire.

La corrosion de contact se produit lorsqu'il y a un micro-mouvement et un contact par frottement dans un environnement corrosif, comme la perforation de la couche passive, ce qui entraîne une accélération de la perte d'ions métalliques. La corrosion de contact a été observée le long des interfaces entre le corps de l'implant, le pilier et la superstructure.

Une rupture de la couche d'oxyde passive est parfois observée dans les implants métalliques (fer-chrome-nickel-molybdène) qui contiennent une quantité insuffisante d'éléments stabilisateurs comme le chrome et le molybdène. Les implants céramiques ne sont pas totalement résistants à la dégradation par la corrosion, ce qui est dû à la dissolution des oxydes de surface en ions ou en ions complexes des substrats d'oxyde métallique respectifs.

Les implants polymères, quant à eux, sont résistants à la corrosion car leur résistance à la corrosion ne dépend pas de leur composition mais du degré de polymérisation.

C) TOXICITÉ DU MATÉRIAU DE L'IMPLANT

La toxicité des implants est liée aux produits de biodégradation, aux anions et cations simples et complexes, en particulier aux métaux de poids atomique élevé. Les facteurs à prendre en compte pour déterminer la toxicité d'un matériau sont : la quantité de biodégradation par unité de temps, la quantité de produit biodégradable métabolisé par unité de temps et la quantité de produit déposé localement dans les tissus adjacents.

Les ions de titane et de chrome se déposent localement à faible concentration, tandis que le cobalt, le molybdène et le nickel restent dissous à plus forte concentration et peuvent donc être transférés par la circulation vers d'autres parties du corps et provoquer une toxicité.

MATÉRIAU DE L'IMPLANT[1,2]

Les matériaux utilisés pour la fabrication des implants dentaires peuvent être classés en deux catégories.

Selon leur composition chimique, les implants dentaires appartiennent à l'un des trois groupes principaux suivants :

- *Métaux,*
- *Céramique,*
- *Polymères.*

En outre, les biomatériaux peuvent être classés en fonction du type de réponse biologique qu'ils provoquent lorsqu'ils sont implantés :

- Biotolérant,
- Bioinert,
- Bioactif

Sl.no.	*Biodynamic activity*	*Metal*	*Ceramic*	*polymer*
1.	Biotolerant	Gold Cobalt-chromium alloy Stainless steel Zirconium Niobium Tantalum		Polyethylene Polyamide Polymethyl-methacrylate Polytetrafluoro-ethylene polyurethane
2.	Bioinert	Commercially pure titanium Titanium alloys	Aluminum oxide Zirconium oxide	
3.	Bioactive		Tricalcium phosphate Tetracalcium phosphate Calcium pryophosphate Fluroapatite Brushite	

| | | | Viterious carbon Bioglass | |

1. POLYMÈRES

L'utilisation de polymères synthétiques et de composites s'est développée en tant qu'applications de biomatériaux implantables. Les polymères renforcés de fibres présentent l'avantage de pouvoir être conçus pour correspondre aux propriétés des tissus, d'être enduits pour être fixés aux tissus et d'être fabriqués à un coût relativement faible. Des applications futures élargies pour les systèmes d'implants dentaires, notamment les systèmes IMZ (Interpure Inc) et Flexiroot (Interdent Corp), sont prévues, car l'intérêt pour la combinaison de composites synthétiques et biologiques ne faiblit pas.les biomatériaux polymères les plus inertes comprennent le polytétrafluroéthylène (PTFE), le polyéthylène téréphtalate (PET), le polyméthacrylate de méthyle (PMMA), le polyéthylène à très haut poids moléculaire (UHMW-PE), le polypropylène (PP), le polysulfone (PSF) et le polydiméthylsiloxane (PDS) ou le caoutchouc de silicone (SR).

PROPRIÉTÉS

En général, les polymères ont des résistances et des modules élastiques plus faibles et un allongement à la rupture plus élevé que les autres classes de biomatériaux. Ce sont des isolants thermiques et électriques et, lorsqu'ils sont constitués d'un système de poids moléculaire élevé sans plastifiants, ils sont relativement résistants à la biodégradation par rapport à l'os ; la plupart des polymères ont montré un module élastique avec des magnitudes plus proches des tissus mous.

Les polymères ont été fabriqués sous des formes poreuses et solides pour la fixation, le remplacement et l'augmentation des tissus, en tant que revêtements pour le transfert de force vers les tissus mous et durs.

2. MÉTAUX

Les métaux utilisés pour les implants ont été sélectionnés comme biomatériaux de choix sur la base d'un certain nombre de facteurs : leurs propriétés biomécaniques telles que le module d'élasticité, la résistance à la rupture, la résistance ultime à la traction, ainsi que l'expérience antérieure en matière de traitement, d'usinage et de finition ; et la facilité des procédures de stérilisation. De nombreux métaux et alliages (or, acier inoxydable, cobalt-chrome) qui étaient autrefois couramment utilisés sont aujourd'hui obsolètes. Le titane (Ti) et ses alliages (principalement Ti-6Al-4V) sont devenus les métaux de choix pour les parties endo-osseuses des implants dentaires actuellement disponibles. Toutefois, les composants prothétiques, y compris les vis de pilier, les piliers, les cylindres, les vis prothétiques et divers attachements, sont toujours fabriqués à partir d'alliages d'or, d'acier inoxydable et d'alliages de cobalt-chrome et de nickel-chrome.

Le titane s'oxyde (passivation) au contact de l'air à température ambiante ou des fluides tissulaires normaux, cette réactivité est favorable aux implants dentaires. Cet état de surface passivé minimise le phénomène de biocorrosion. Dans les situations où la surface de l'implant est rayée ou abrasée pendant la mise en place, elle se repassivise presque immédiatement en 10^{-9} secondes et atteint une épaisseur de 2 à 10 nm en 1 seconde, offrant ainsi une excellente résistance à la corrosion. Les alliages de titane ont également des surfaces d'oxyde de titane. La résistance du titane commercialement pur (240-550 MN/m) est 1,5 fois supérieure à la résistance de l'os[1] , de sorte que les dimensions globales et les formes simples sont nécessaires pour une résistance adéquate et une résistance à la fracture. Alors que la résistance de l'alliage de titane le plus couramment utilisé (Ti-Al-V) est 6 fois plus forte que celle de l'os compact et peut donc offrir plus d'opportunités pour la conception d'être dessinée dans une section plus fine sans défaillance.

Des traces d'autres éléments tels que l'azote, le carbone, l'hydrogène et le fer ont également été détectées et ajoutées pour la stabilité ou l'amélioration des propriétés mécaniques et physicochimiques. Le fer est ajouté pour résister à la corrosion et l'aluminium est ajouté pour augmenter la solidité et diminuer la densité, tandis que le vanadium agit comme un piégeur d'aluminium pour prévenir la corrosion.

OXYDES D'ALUMINIUM, DE TITANE ET DE ZIRCONIUM :

Les céramiques à haute teneur en oxydes d'aluminium, de titane et de zirconium ont été utilisées pour les implants dentaires de type racine, plaque endostéale et broche. Les résistances à la compression, à la traction et à la flexion dépassent de 3 à 5 fois la résistance de l'os compact. Ces propriétés, associées à un module d'élasticité élevé, notamment en ce qui concerne la résistance à la fatigue et à la rupture, ont donné lieu à des exigences de conception spécifiques pour cette classe de biomatériaux.

AVANTAGES

- Les céramiques d'aluminium, de titane et d'oxyde de zinc ont une couleur claire, blanc crème ou gris clair, ce qui est avantageux pour des applications telles que les dispositifs de forme de racine antérieure. La conductivité thermique et électrique minimale, la biodégradation et la réaction à l'os, aux tissus mous et à l'environnement buccal sont également considérées comme avantageuses par rapport à d'autres types de biomatériaux synthétiques.

- Les dispositifs dentaires et orthopédiques chez les animaux de laboratoire et les humains, les céramiques ont montré une interface directe avec l'os similaire à un état d'ostéointégration avec le titane. La caractérisation des zones d'attachement gingival avec des dispositifs de forme de racine sur des animaux de laboratoire a également démontré une liaison localisée.

INCONVÉNIENTS

- L'exposition à la stérilisation à la vapeur entraîne une diminution mesurable de la résistance de certaines céramiques.
- Les rayures ou les entailles peuvent introduire des sites d'initiation de fracture. Les solutions chimiques peuvent laisser des résidus.
- Les surfaces dures et parfois rugueuses peuvent facilement abraser d'autres matériaux, provoquant ainsi un résidu en contact avec les tissus périapicaux.
- La stérilisation à la chaleur sèche dans une atmosphère propre et sèche est recommandée pour la plupart des céramiques.

Toutefois, les propriétés chimiques, la biocompatibilité et les capacités de résistance et de ténacité du saphir et de la zircone, ainsi que les propriétés de base des céramiques de haute qualité, continuent à en faire d'excellents candidats pour les implants dentaires.

3. CÉRAMIQUE ET CARBONE

Les céramiques d'oxyde ont été introduites dans les dispositifs d'implants chirurgicaux en raison de leur inertie à la biodégradation, de leur grande résistance et de leurs caractéristiques élevées telles que la couleur et une conductivité thermique et électrique minimale, ainsi qu'une large gamme de propriétés élastiques. Dans de nombreux cas, cependant, la faible ductilité ou la fragilité inhérente a entraîné des limitations. Les céramiques ont été utilisées en vrac et, plus récemment, sous forme de revêtements sur les métaux et les alliages. L'hydroxyapatite (Ca10 (PO4)6(OH) 2) (HA), le phosphate tricalcique (Ca3 (PO4)2) et les bioglasses sont quelques-unes des céramiques bioactives les plus couramment utilisées, qui peuvent développer une liaison chimique de nature cohésive avec l'os. La faible résistance à la flexion et les divers degrés de dissolution/solubilité d'un implant tout céramique font du revêtement l'application de choix dans le domaine de la dentisterie implantaire.

Le pressage isostatique à chaud (P = 1,000 bar, T = 750°C) entraîne la formation de revêtements HA très denses avec une rugosité de surface (Ra) de 0,7 pm et une force d'adhérence > 62 MPa. La minéralisation induite par la surface (SIM) donne les mêmes caractéristiques de surface que la technique de pulvérisation par plasma, mais peut fournir une liaison plus forte entre le revêtement et le substrat.

L'épaisseur du revêtement est généralement de 50 à 70 pm avec la technologie de pulvérisation plasma, mais peut varier de 1 à 100 pm en fonction de la méthode de revêtement. Les revêtements d'hydroxyapatite se composent de deux phases : *la phase amorphe* et la *phase cristalline.* La cristallinité est directement liée à la vitesse de dissolution, les revêtements plus denses et plus cristallins étant moins dissolubles.

CÉRAMIQUES BIOACTIVES ET BIODÉGRADABLES À BASE DE PHOSPHATE DE CALCIUM :

Les céramiques de phosphate de calcium $Ca_3 (PO)_{42}$ utilisées en chirurgie dentaire reconstructive comprennent un large éventail de types d'implants et donc un large éventail d'applications cliniques. Les premières études ont montré que les compositions nominales étaient relativement similaires à la phase minérale de l'os ($Ca_5 (PO_4)_3 OH$). Les résultats cliniques et de laboratoire pour ces particules étaient prometteurs et ont conduit à l'expansion des applications d'implants, y compris des formes d'implants plus grandes (telles que des tiges, des cônes, des blocs, des barres en H) pour le soutien structurel dans des applications de charge d'une magnitude relativement élevée.

Les mélanges de ces particules avec du collagène, puis avec des médicaments et des composés organiques actifs tels que la protéine morphogénétique osseuse (BMP) ont élargi la gamme des applications possibles. Les revêtements de surfaces métalliques par pulvérisation à la flamme ou au plasma (ou par d'autres techniques) ont augmenté rapidement pour les céramiques $CaPO_4$. Les revêtements ont été appliqués à une large gamme d'implants dentaires endostéaux et sous-périostés dans le but général d'améliorer les profils de biocompatibilité de la surface de l'implant et la longévité de l'implant.

AVANTAGES

- Les compositions chimiques sont très pures et les substances sont similaires aux constituants des tissus biologiques normaux (calcium, phosphore, oxygène et hydrogène).
- Excellents profils de biocompatibilité avec une variété de tissus, lorsqu'ils sont utilisés comme prévu. Possibilités d'attachement entre les céramiques $CaPO_4$ sélectionnées et les tissus durs et mous.
- Conductivité thermique et électrique minimale et capacité à constituer une barrière physique et chimique au transport des ions (par exemple, les ions métalliques).
- Le module d'élasticité est plus proche de l'os que tous les autres matériaux utilisés pour les implants porteurs.
- La couleur est similaire à celle de l'os, de la dentine et de l'émail.

INCONVÉNIENTS

- Variations des caractéristiques chimiques et structurelles de certains produits d'implants actuellement disponibles.
- Résistance mécanique à la traction et au cisaillement relativement faible dans des conditions de charge de fatigue.
- La force d'adhérence de certains revêtements à l'interface du substrat est relativement faible.
- Solubilité variable en fonction du produit et de l'application clinique.
- Altération des propriétés chimiques et structurelles du substrat liée à certaines technologies de revêtement disponibles.

En général, ces classes de biocéramiques ont une résistance, une dureté et un module d'élasticité inférieurs à ceux des formes chimiquement plus inertes. La résistance à la fatigue, en particulier pour les matériaux poreux, a imposé des limites en ce qui concerne certains modèles d'implants dentaires.

Dans certaines conditions, ces caractéristiques ont été utilisées pour améliorer les conditions d'implantation (par exemple, les additions de phosphate biologique (Bioglass ou Ceravital) et les vitrocéramiques (AW glass ceramics) offrent une large gamme de propriétés.

LES PROPRIÉTÉS DES CÉRAMIQUES BIOACTIVES :[1]

Les propriétés physiques sont spécifiques à la surface ou à la forme du produit (bloc, particule), à la porosité (dense, macroporeuse, microporeuse) et à la cristallinité (cristalline ou amorphe). Les propriétés chimiques sont liées au taux de phosphate de calcium, à la composition, aux impuretés élémentaires (carbonates), à la substitution ionique dans la structure atomique et au pH de la région environnante. Ces propriétés et l'environnement biomécanique jouent tous un rôle dans la dégradation des particules.) Aluminates de calcium, verres inertes de sodium et de lithium avec calcium Les propriétés physiques sont spécifiques à la surface ou à la forme du produit (bloc, particule), à la porosité (dense, macroporeuse, microporeuse) et à la cristallinité (cristalline ou amorphe). Les propriétés chimiques sont liées au taux de phosphate de calcium, à la composition, aux impuretés élémentaires (carbonates), à la substitution ionique dans la structure atomique et au pH de la région environnante. Ces propriétés et l'environnement biomécanique jouent tous un rôle dans la vitesse de résorption et les limites d'application clinique des matériaux.

LES COMPOSÉS DE CARBONE ET DE CARBONE-SILICONE :[1]

Les composés du carbone sont souvent classés parmi les céramiques en raison de leur inertie chimique et de leur absence de ductilité.

UTILISATIONS

- Applications étendues pour les appareils cardiovasculaires et
- Excellents profils de biocompatibilité et module d'élasticité proche de celui de l'acier.

de l'os ont donné lieu à des essais cliniques de ces composés dans les prothèses dentaires et orthopédiques.

AVANTAGES

- Attaches tissulaires.
- Peut être utilisé dans les régions qui servent de barrière au transfert élémentaire de chaleur et au flux de courant électrique et au contrôle de la couleur et offrent des possibilités de fixation de composés bimoléculaires ou synthétiques actifs.

LIMITES

- Propriétés de résistance mécanique relativement médiocres et biodégradation susceptible d'influer négativement sur la stabilité des tissus.
- Changements des caractéristiques physiques en fonction du temps & Résistance minimale aux procédures de grattage ou de raclage associées à l'hygiène buccale.

<u>RÉFÉRENCES</u>

1. Misch CE. Contemporary Implant Dentistry. Mosby 2nd edition.1999:271- 302
2. Phillip's science of dental materials ; 12th edition
3. Cracken MM. Dental Implant Materials" Comercially pure titanium and titamium alloys. J Prosthet Dent 1999;8:40-43.

CHAPITRE 5

LES TYPES D'IMPLANTS DENTAIRES

Les implants dentaires, en fonction de la zone de pose de l'implant, peuvent être regroupés en quatre grands sous-types, à savoir

- Implants muqueux
- Implants sous-périostés
- Implants endo-osseux
- Implants transostéaux

I IMPLANTS MUQUEUX[1,2,3]

Les inserts intramuqueux diffèrent des autres modalités par leur forme, leur concept et leur fonction. Il s'agit de projections en titane en forme de champignon qui sont fixées à la surface tissulaire d'une prothèse amovible partielle ou totale dans le maxillaire et qui s'insèrent dans des sites récepteurs de tissus mous préparés dans la gencive afin de fournir une rétention et une stabilité supplémentaires. Ils servent donc de support à la prothèse mais ne constituent pas des piliers. Les inserts intramuqueux n'entrent pas en contact avec l'os, de sorte que le mode d'intégration tissulaire n'est pas l'ostéointégration, l'ostéopréservation ou l'intégration périostée. Les inserts intramuqueux sont couramment utilisés dans le maxillaire, mais en raison des angles plus aigus de la crête alvéolaire, d'un éventail plus large de forces appliquées et d'une épaisseur gingivale insuffisante, la pose d'inserts intramuqueux dans la mandibule n'est pas recommandée.

II .) IMPLANTS SOUS-PÉRIOSTÉS [1,2]

Un implant sous-périosté est une armature spécifiquement fabriquée pour s'adapter aux zones de soutien de la mandibule ou du maxillaire sous le mucopérioste avec une extension périmuqueuse pour le soutien et la fixation de la prothèse.

Après le développement de l'implant unitaire par le Dr Strock, *Gustav Dahl* a posé en 1940 le premier implant sous-périosté (SI) (Schou, et al., 2000). Un implant sous-périosté est une structure implantaire qui couvre la quasi-totalité du processus alvéolaire des os maxillaires ou mandibulaires sous le périoste. Ces implants reposent sur l'os et ne sont pas placés dans l'os, de sorte qu'aucun nouvel os ne se développe autour d'eux. Ils comportent quatre à six piliers qui dépassent de la gencive, une fois la suture terminée. Une prothèse complète peut alors être fixée sur ces piliers. Ces implants n'étaient pas populaires aux États-Unis jusqu'à ce que deux dentistes américains, les *docteurs Gershkoff et Goldberg,* posent leur premier implant en 1948. Cela a attiré l'attention d'autres praticiens dentaires.

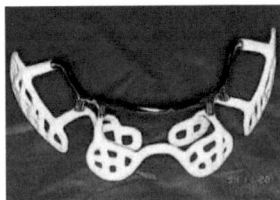 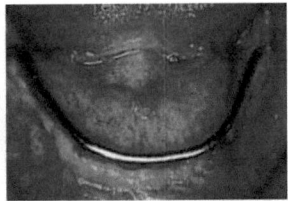

Notez sur la photo que le patient a une mandibule très résorbée et qu'il ne serait probablement pas en mesure de supporter une prothèse complète sans une forme d'implant endo-osseux.

FABRICATION D'UN IMPLANT SOUS-PÉRIOSTÉ

Dans ce processus, la forme et la taille de la mandibule ou du maxillaire du patient sont mesurées à partir de radiographies. Le modèle en pierre du patient est ensuite réduit pour estimer la taille et la forme exactes de l'os sous-jacent. C'est à partir de ce modèle en pierre que l'armature métallique peut être conçue. Une autre méthode plus invasive consistait à inciser le tissu sur toute la longueur de la mandibule ou du maxillaire, puis à exposer l'os sous-jacent.

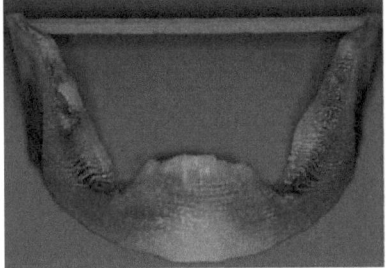

Une empreinte de l'os peut être prise et le laboratoire fabrique alors l'implant sous-périosté.

Avec l'avènement de la tomographie axiale informatisée, les implants sous-périostés peuvent être réalisés avec plus de précision. Un scanner complet des mâchoires est réalisé et une machine de modélisation informatisée utilise ces données pour reproduire un modèle plastique tridimensionnel de la mâchoire à traiter, une fois le modèle réalisé. Les implants sous-périostés sont adaptés sur le modèle qui est ensuite placé chirurgicalement in vivo.

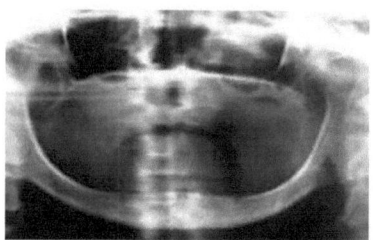 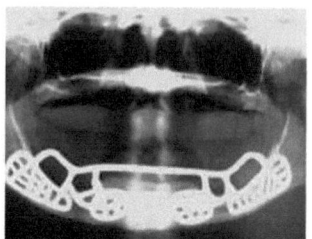

La photo de gauche montre une radiographie d'une mâchoire inférieure assez résorbée. L'image suivante montre la même mâchoire avec un implant sous-périosté en place. Le suivi des implants sous-périostés a été raisonnable avec des succès à court terme (jusqu'à 93 % sur 5 ans). Les taux de réussite à long terme sont souvent inférieurs à 50 % lorsque les études approchent les 10 ans. Les implants sous-périostés maxillaires ont un taux de réussite nettement inférieur à celui des implants mandibulaires. Le mode d'échec est généralement dû à une infection résultant de la mobilité de l'implant lorsque l'os alvéolaire sous-jacent se résorbe.

III .) IMPLANTS ENDO-OSSEUX[1][12][13]

Les implants endo-osseux sont placés chirurgicalement dans l'os alvéolaire et l'os basal ; en fonction de leur forme, ils peuvent être subdivisés.

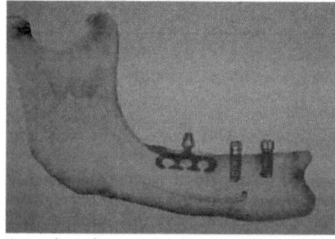

Les implants endo-osseux sont également classés en un ou deux étages. Les implants endostéaux à un stade sont placés dans l'os et se projettent immédiatement dans la cavité buccale à travers la muqueuse. Les implants en deux étapes sont d'abord placés dans l'os jusqu'au niveau de la plaque corticale. La muqueuse buccale est ensuite suturée sur les implants et laissée en place pendant la période de cicatrisation prescrite.

La période de cicatrisation dépend de la qualité de l'os mais dure généralement au moins 3 à 4 mois pour la mandibule et 6 à 9 mois pour le maxillaire. Lors d'une seconde intervention chirurgicale, la muqueuse est réfléchie, la surface supérieure/plateforme de l'implant est exposée et un collier d'extension ou pilier est placé sur l'implant, qui fait saillie dans la cavité buccale.

a) IMPLANTS RADICULAIRES

Les implants de forme racinaire ont été introduits pour la première fois par Strock en 1936 et sont conçus pour ressembler à la forme d'une racine dentaire naturelle. Leur section transversale est généralement circulaire. Les racines peuvent être filetées, lisses, étagées, parallèles ou coniques, avec ou sans revêtement, avec ou sans rainure ou évent, et peuvent être reliées à une grande variété de composants pour la rétention d'une prothèse.

Le concept d'ostéointégration de Branemark a augmenté le taux de réussite de ces implants. En règle générale, les formes radiculaires doivent atteindre l'ostéointégration pour réussir, c'est pourquoi elles sont placées dans un état fonctionnel pendant la cicatrisation jusqu'à ce qu'elles soient ostéointégrées. Les colliers de cicatrisation des implants semi-immergés sont ensuite retirés, ou les implants immergés sont exposés chirurgicalement pour la fixation de composants pour la rétention d'une prothèse fixe ou amovible.

Ainsi, la plupart des formes radiculaires sont des implants en deux étapes. La semi-submersion des formes radiculaires évite la nécessité de deux interventions chirurgicales, ce qui représente une amélioration importante de la modalité en termes de permissivité de la technique. Les protocoles de formes radiculaires nécessitent des étapes de traitement distinctes pour l'insertion et la fixation du pilier ou du mécanisme de rétention, que le protocole de cicatrisation prévoie une submersion ou une semi-submersion.

b) IMPLANTS À LAME VENTRALE (FORME DE PLAQUE)

Le Dr Linkow a conçu le "VentPlant" en 1963. Il s'agit du premier implant autotaraudant ou autofileté inventé. Il s'agit d'une cage ouverte qui s'enfonce d'abord dans l'os, avec quelques filets sur un corps solide au sommet. Il a utilisé un alliage chrome-cobalt ou de l'acier inoxydable pour ses premiers implants. Après les résultats obtenus par Branemark, il a opté pour le titane. Le VentPlant n'était pas utile lorsque la quantité d'os était limitée. Le Dr Linkow a alors inventé l'implant VentPlant. Il s'agit d'une lame longue et fine qui est placée chirurgicalement dans une rainure de l'os. Un pilier dépassant de la lame permettait la pose d'une couronne ou d'une prothèse dentaire. L'un des inconvénients de ce type d'implant est qu'il est possible d'en poser moins que les implants à racine unique, en raison de la longueur des bases.

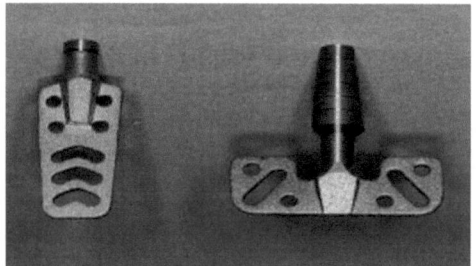

Les implants à lame ont été les premiers implants dentaires à connaître un succès raisonnable auprès d'un grand nombre de dentistes. Au départ, tous les implants à lame étaient des systèmes à un étage et les taux de réussite étaient bien inférieurs à ceux des systèmes actuels à racine. Plus tard, les implants à deux étages de type plaque/lame sont fournis avec des piliers détachables et des colliers de cicatrisation.

Les nombreux problèmes posés par les implants de type "blade vent" sont dus à la température élevée générée lors de la préparation, à la difficulté de préparer une fente de précision pour leur mise en place et à la grande circonférence de la zone concernée. On observe également que ces implants présentent généralement une encapsulation fibreuse plutôt qu'une ostéointégration.

Bien que ces implants ne soient pas utilisés actuellement, leur taux de réussite est de 75 à 80 % après 5 ans et de 50 % après 10 ans.

c) **LES IMPLANTS STABILISATEURS ENDODONTIQUES.**

Bien que les implants stabilisateurs endodontiques soient des implants endostéaux, ils diffèrent des autres implants endostéaux en termes d'application fonctionnelle. Plutôt que de fournir un support de pilier supplémentaire pour la dentisterie restauratrice, ils sont utilisés pour étendre la longueur fonctionnelle d'une racine dentaire existante afin d'améliorer son pronostic et, le cas échéant, sa capacité à supporter un bridge.

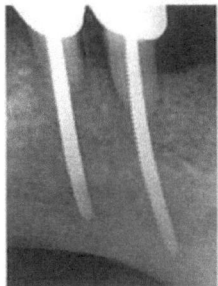

Les stabilisateurs endodontiques modernes se présentent sous la forme d'un long tenon fileté qui dépasse d'au moins 5 mm l'apex de la racine de la dent dans l'os disponible. Les stabilisateurs endodontiques ont été conçus avec des côtés parallèles ou coniques, lisses ou filetés. Les stabilisateurs endodontiques les plus efficaces sont filetés et à côtés parallèles, avec des canaux dans les crêtes filetées qui empêchent le ciment de scellement apical d'être exprimé dans l'os en le guidant vers la crête. La conception filetée à côtés parallèles contrôle la concentration des contraintes à l'apex de la racine, protégeant ainsi contre les fractures et les traumatismes.

Le stabilisateur endodontique fonctionne selon le mode d'intégration tissulaire de l'ostéopréservation, car la racine de la dent dans laquelle il est inséré est soumise à des micro-mouvements physiologiques normaux pendant sa guérison.

Le champ d'application du stabilisateur endodontique est dicté par la nécessité d'avoir au moins 5 mm d'os disponible au-delà de l'apex de la dent traitée, ces cinq millimètres d'os disponible étant le minimum pouvant augmenter le rapport couronne-racine dans une mesure suffisante pour affecter positivement le pronostic de la dent. La deuxième prémolaire et les molaires se trouvent au-dessus du canal alvéolaire inférieur **et** ne sont donc généralement pas appropriées pour une stabilisation endodontique. Dans le maxillaire, les dents les plus souvent traitées sont les centrales, les latérales, les cuspides et la racine linguale des premières prémolaires. Les deuxièmes prémolaires et les molaires se trouvent sous le sinus maxillaire, **et le** pronostic est donc réservé dans ces cas.

d) IMPLANTS À CADRE RAMIQUE

Les implants à cadre ramique se sont révélés sûrs et efficaces. Ils sont destinés au traitement de l'édentation mandibulaire totale avec résorption sévère de la crête alvéolaire.

Les implants à cadre ramique n'ont pas d'applications courantes en raison de la sensibilité technique. Ils comportent une barre d'attache externe qui s'étend quelques millimètres au-dessus de la crête de la rampe ascendante à la rampe ascendante sur l'autre côté de la mandibule. Postérieurement, de chaque côté, une extension endostéale s'insère dans l'os disponible à l'intérieur de chaque branche montante. En avant, la barre est contiguë à une extension de type plaque/lame qui s'insère dans l'os disponible dans la zone symphysaire.

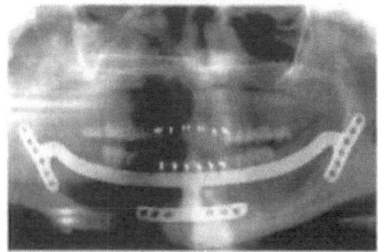

Radiographie d'un cadre de ramus en position

Le taux de réussite de ces implants dans le cas d'une mandibule sévèrement résorbée s'est avéré similaire à celui d'un implant de forme radiculaire, c'est-à-dire 94 % en 4 ans (Nancy et al. 2005).

IV.) IMPLANTS TRANSOSTÉAUX[1,2]

Les implants transostéaux sont les plus invasifs de toutes les modalités implantaires disponibles. Ils sont insérés par une incision extraorale sous le menton avec une série de projections qui pénètrent la mandibule à partir de son bord inférieur et sont reliées par une plaque osseuse qui repose sur le bord inférieur de la mandibule. Plusieurs projections traversent complètement la mandibule pour pénétrer dans la cavité buccale et ancrer la prothèse inférieure.

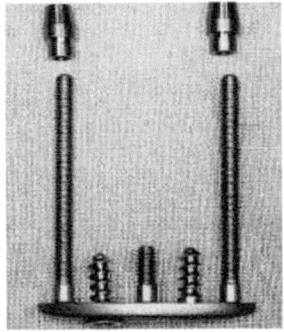 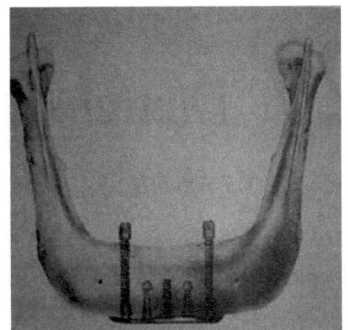

Implant transostéal

Les implants transostéaux ne peuvent être utilisés que dans la partie antérieure de la mandibule. Ses principales indications sont les mandibules atrophiées où les implants de forme radiculaire peuvent compromettre davantage la solidité de la mâchoire. En raison de la nature complexe de l'approche chirurgicale (approche chirurgicale extra-buccale, anesthésie générale, hospitalisation et coût plus élevé), cette modalité d'implantation n'a pas bénéficié d'une grande popularité.

RÉFÉRENCES

1. Weiss CM, Weiss A. Principles and practice of implant dentistry. St Louis : Mosby : 2001 ; 362-376.
2. Misch CE. Contemporary Implant Dentistry. St Louis Mosby 2nd edition.1999:431-436.
3. Leonardo I Linkow. La dentisterie implantaire aujourd'hui.
4. Phillip's science of dental materials ; 12th edition.

CHAPITRE 6

COMPOSANTS D'IMPLANTS

L'éventail des termes utilisés pour décrire les différents composants de l'arsenal implantaire est très vaste et n'est pas normalisé. Tout en décrivant tous les composants faisant partie de la thérapie d'implantation, les différents termes et leurs descriptions communes utilisés dans cet essai sont mentionnés ci-dessous. Coupe transversale d'un implant assemblé montrant les différents composants

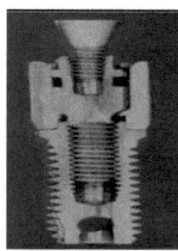

CORPS DE L'IMPLANT DENTAIRE

Autres noms : Corps d'implant, implant, fixation, fixation d'implant, pilier d'implant

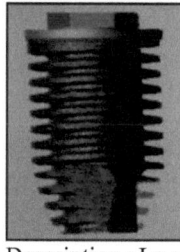

Description : Le composant qui est placé dans l'os

FILETS D'IMPLANTS

Autres noms : Filets de vis

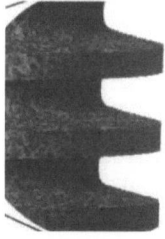 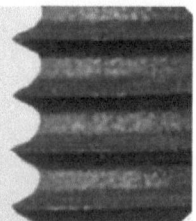

Description : L'implant peut être en forme de vis avec des filets autour du corps de l'implant qui aident à la stabilisation initiale de l'implant. Les filets peuvent avoir des géométries variées telles que la forme d'un "V", d'un contrefort ou d'un carré.

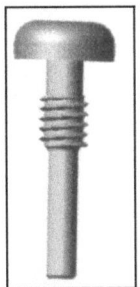 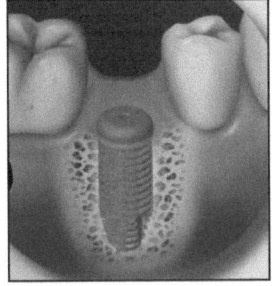

VIS DU COUVERCLE.

Autres noms : Obturateur d'implant dentaire, couvercle de première étape, vis de cicatrisation

Description : Dans les implants à plusieurs parties, le corps de l'implant est enfoui dans l'os pendant que l'ostéointégration se produit. Pour empêcher la pénétration d'os ou de tissus dans le trou central de l'implant et pour empêcher la croissance osseuse sur le dessus du corps de l'implant, cette vis de couverture est placée au moment du premier stade de la chirurgie.

EXTENSION PERMUCOSALE

Autres noms : Pilier de cicatrisation, façonneur gingival, manchette gingivale temporaire, partie transépithéliale.

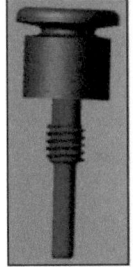 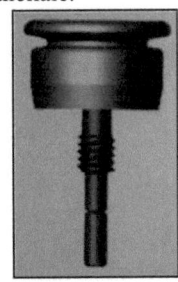 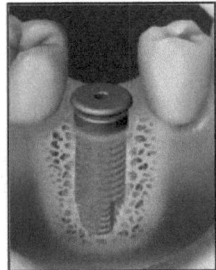

Piliers muqueux de différentes tailles et pilier de cicatrisation en place

Description : Il s'agit d'une pièce temporaire de connexion à l'implant placée sur le corps de l'implant pour créer un canal à travers la muqueuse pendant la cicatrisation des tissus mous adjacents. Ils sont généralement plus larges que le pilier correspondant suivant, afin de compenser l'affaissement des tissus dans l'espace lors de la mise en place du pilier normal. Ils laissent le temps de résorber le gonflement des tissus et permettent de choisir la hauteur optimale du pilier final. Après l'étape 2 de la chirurgie de découverte, un pilier de cicatrisation est placé pour la cicatrisation initiale des tissus mous.

PILIER TRANSMUQUEUX

Autres noms : Pilier régulier, pilier final, composant de connexion d'implant dentaire, pilier d'implant

Description : Il relie le corps de l'implant à la prothèse. Selon le GPT 6, il s'agit de la partie de l'implant qui soutient ou retient une prothèse ou une superstructure d'implant. Il est disponible dans une multitude de modèles : cylindrique ou droit, épaulé, angulaire, personnalisable. Les modèles à épaulement sont disponibles dans une variété de hauteurs et peuvent même fournir les contours d'une préparation dentaire naturelle. Ils permettent de réaliser des lignes de finition au niveau ou en dessous des marges "gingivales" et d'obtenir ainsi un profil d'émergence d'apparence plus naturelle. Ils peuvent également différer en fonction de leur mode d'attachement à la prothèse ou à l'implant.

VIS HYGIÈNE

Autres noms : Capuchon de confort, capuchon de cicatrisation, vis de couverture pour pilier pour la rétention de la vis

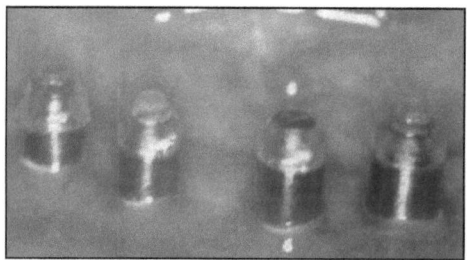

Vis d'hygiène en place sur les piliers pour la rétention de la vis

Description : Il s'agit d'une couverture polymère temporaire pour un pilier de rétention de vis. Il est placé sur le pilier pour empêcher les débris et le tartre d'envahir la partie filetée interne du pilier lorsque le patient doit se passer de la superstructure pendant sa fabrication ou sa réparation.

SUPERSTRUCTURE

Description : Il s'agit d'une armature métallique qui s'adapte aux piliers de l'implant et assure la rétention d'une prothèse amovible ou constitue l'armature d'une prothèse fixe.

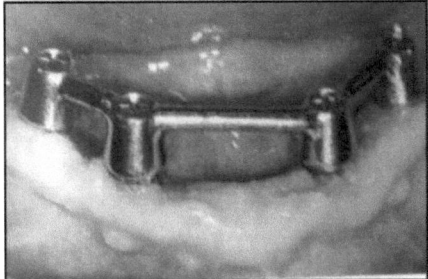

Superstructure pour une prothèse implantaire retenue par une barre

COIFFE PROTHÉTIQUE

Description : Selon le GPT 6, il s'agit d'un revêtement mince, généralement conçu pour s'adapter au pilier de l'implant pour la rétention de la vis et pour servir de connexion entre le pilier et la prothèse ou la super structure.

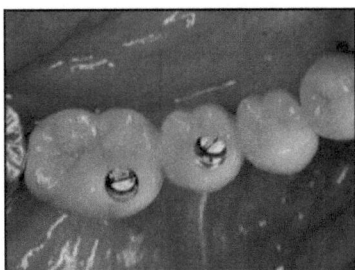

STRUCTURE DE LA SURFACE IMPURE

Les implants dentaires peuvent également être caractérisés par leur configuration de surface macro et microscopique. Au niveau macroscopique, nous avons affaire à deux types d'implants de base : Les implants en forme de vis et les implants en forme de cylindre. Au niveau microscopique, nous avons affaire à un assortiment de traitements de surface et de revêtements qui sont tous conçus pour favoriser l'ostéointégration.

Les vis et les cylindres sont tous deux efficaces et il serait difficile de dire qu'un modèle est meilleur qu'un autre. Plusieurs articles ont comparé les différences entre les vis et les cylindres et préconisé l'un plutôt que l'autre dans certaines situations, mais tout dépend des préférences personnelles.

IMPLANTS FILETÉS

L'implant fileté est le type d'implant le plus courant aujourd'hui. Il existe différentes configurations d'implants filetés et les fabricants revendiquent leur supériorité, mais tous fonctionnent essentiellement de la même manière.

AVANTAGE

1. Ils stabilisent l'implant lors de sa mise en place initiale.
2. Ils augmentent la surface.
3. Ils constituent un excellent moyen de proprioception pour le dentiste qui pose l'implant et fournissent de nombreuses informations sur le site de l'implant.

DÉVANTAGE

Nécessite un pré-taraudage pour la mise en place dans un os très dense.

IMPLANTS NON FILETÉS

Les implants non filetés sont essentiellement connus sous le nom d'implants cylindriques. Leur surface est moins importante que celle des implants filetés et il est donc nécessaire de les recouvrir d'un revêtement pour augmenter leur surface. Ils sont posés en perçant un trou légèrement plus petit que le diamètre de l'implant, puis en tapant dans l'implant à l'aide d'un maillet.

Avantage : Ils sont très faciles et rapides à mettre en place.

Inconvénient : la stabilisation et la proprioception initiales sont nettement inférieures à celles des implants filetés.

IMPLANT USINÉ

Lors de la fabrication d'un implant, une longue tige de titane est introduite dans une machine qui transforme le titane en cylindre ou en vis. La surface qui en résulte est une surface "usinée". Les implants de type vis peuvent être laissés dans cet état, mais les cylindres doivent être revêtus pour obtenir une surface suffisante.

IMPLANT GRAVÉ À L'ACIDE

Un lavage à l'acide est utilisé pour rendre la surface usinée rugueuse dans le but d'améliorer l'ostéo-intégration. Le décapage chimique peut être utilisé en combinaison avec le sablage.

Avantage : L'avantage perçu est une augmentation microscopique de la surface qui peut attirer l'activité ostéoblastique. Il peut en résulter une augmentation du verrouillage mécanique de l'implant dans l'os. À ce jour, rien ne prouve qu'il s'agit d'une surface supérieure pour un implant dentaire.

IMPLANTATION PAR SABLAGE À CHAUD

Un implant usiné est décapé avec un matériau qui peut ensuite être éliminé en lavant l'implant dans un solvant spécifique. Cela crée une surface irrégulière et rugueuse qui peut être plus propice à l'ostéo-intégration. Le sablage peut être combiné à un mordançage chimique.

Avantage : Là encore, une augmentation de la rugosité de la surface peut favoriser l'activité ostéoblastique et obtenir un niveau d'ostéointégration plus rapide/plus fort. À ce jour, il n'existe aucune preuve de cette hypothèse.

IMPLANT EN TITANE PULVÉRISÉ AU PLASMA

Le titane fondu est pulvérisé sur la surface d'un implant usiné afin d'augmenter la surface de l'implant, ce qui favorise la stabilité initiale et l'ostéo-intégration.

Avantage : l'augmentation de la surface et de la rugosité contribue incontestablement à la stabilisation mécanique de l'implant et peut, à terme, améliorer l'ostéo-intégration.

Inconvénient : degré élevé de variabilité du processus.

IMPLANT D'HYDROXYAPETITE PAR PULVÉRISATION DE PLASMA

L'hydroxyapetite est pulvérisée sur la surface d'un implant usiné pour produire une configuration de surface plus rugueuse.

Avantage : L'AH augmente la surface et accélère la bio-intégration. L'utilisation de l'AH sur les implants dentaires présente un avantage certain car il est ostéoconducteur et favorise une ostéointégration rapide et plus complète.

Inconvénient : l'AH est soluble dans les fluides buccaux et si l'AH est exposé, il provoquera l'échec de l'implant avec une perte osseuse accélérée.

SURFACES POREUSES FRITTÉES IMPUTABLES

Le frittage de poudres d'alliage de titane sur une surface de titane usinée à haute température et à pression atmosphérique contrôlée produit une surface poreuse uniforme qui augmente considérablement la surface.

Avantage : induction d'une croissance osseuse rapide et d'une ostéointégration plus complète.

CHAPITRE 7

Sélection des patients et aides au diagnostic utilisées dans les Implants

La première étape du protocole clinique consiste en une évaluation médicale et dentaire approfondie afin d'écarter les patients qui pourraient être mieux servis par une autre modalité de traitement.

Indication pour le traitement par implant
1. Compromis morphologique grave des zones d'appui de la prothèse dentaire
2. Mauvaise coordination bucco-musculaire
3. Faible tolérance des tissus muqueux
4. Habitudes para-fonctionnelles entraînant des douleurs récurrentes et une instabilité de la prothèse
5. Réflexes nauséeux hyperactifs provoqués par une prothèse amovible
6. Incapacité psychologique à porter la prothèse amovible
   Nombre et emplacement défavorables des piliers potentiels dans une dentition résiduelle
7. Perte d'une seule dent pour éviter d'utiliser les dents voisines comme piliers.

Contre-indication au traitement par implant
Il est essentiel de connaître et de comprendre les contraintes absolues du traitement implantaire, afin d'éviter tout échec.
1. Patients irradiés à haute dose.
2. Patients souffrant de problèmes psychiatriques tels que psychoses, dysmorphophobie
3. Troubles hématologiques systémiques
4. Les pathologies existantes des tissus durs ou mous, telles que les tumeurs bénignes, doivent être évaluées au cas par cas.
5. Les patients qui ont subi des extractions récentes doivent être interrogés pour déterminer les dates d'extraction. Si l'extraction a été effectuée dans les six mois à un

an, le chirurgien doit évaluer le site par radiographie et décider si l'os a suffisamment cicatrisé pour permettre d'autres interventions. Il n'y a aucune raison de reporter le traitement plus d'un an après une extraction, car c'est au cours de cette période que le remodelage osseux est le plus important.
6. Les patients ayant des antécédents de toxicomanie, d'alcoolisme ou de tabagisme doivent être évalués avec soin.
7. Les patients souffrant de maladies chroniques telles que le diabète ou l'hypertension artérielle doivent faire l'objet d'une évaluation individuelle et il est nécessaire de consulter le médecin traitant.

Évaluation médicale

L'évaluation médicale est un élément essentiel des processus de diagnostic et peut avoir une incidence directe sur la planification du traitement et le pronostic.

Les antécédents médicaux, l'examen physique et l'évaluation en laboratoire sont effectués avant le début du traitement.

Les implications médicales et dentaires des maladies systémiques observées chez les patients porteurs d'implants peuvent avoir une incidence sur la planification du traitement.

Adultes complètement édentés →

45 ans - 50 ans → 16%

55 ans - 64 ans → 33%

65 ans - 74 ans → 46

Les patients plus âgés sont donc plus susceptibles d'avoir besoin d'implants.

I] ANTÉCÉDENTS MÉDICAUX

L'anamnèse est la première occasion pour le dentiste de parler au patient. La première impression doit être celle d'un praticien chaleureux et attentif, formé pour aider les patients à suivre des traitements complexes. Un intérêt sincère et une prise de notes active sont bénéfiques.

Plainte principale :.

Historique du problème actuel.

EXAMEN PHYSIQUE :

Commence après l'enregistrement des antécédents médicaux. Il est important de procéder à une évaluation complète de la tête et du cou dès le départ et lors de toutes les visites de rappel. - Éliminez les kystes et les tumeurs.

<u>Extra-buccal</u> - Symétrie faciale ,Oreilles, nez et yeux ,Région sous-mentale, sous-mandibulaire et cervicale - Lymphadénopathie

Glande thyroïde - hypertrophie. Sa physiologie influence le métabolisme osseux et la gestion des implants.

Ligne médiane, plan occlusal, ligne du sourire - harmonie.

<u>Intra-oral -</u> Lèvres, muqueuses labiale et buccale, pharynx oral, palais *dur et mou, langue.

Toute lésion ou signe pathologique doit faire l'objet d'une évaluation plus poussée avant la pose de l'implant.

L'examen physique comprend également l'observation de l'apparence générale du patient et des signes vitaux - pouls, tension artérielle, température et respiration.

<u>L'ÉVALUATION DENTAIRE</u> qui comprend l'ouverture de la bouche, l'articulation temporo-mandibulaire, la pathologie buccale, les paramètres parodontaux, la dentition, la relation entre les mâchoires, l'occlusion, l'évaluation des tissus mous, l'évaluation des tissus durs, l'ouverture de la bouche, l'évaluation parodontale, la dentition, la relation entre les mâchoires, l'occlusion.

Les tissus mous doivent être examinés en particulier pour déceler la présence d'un frein et d'attaches musculaires défavorables, ainsi que de lésions et de tissus kératinisés.

Ligne de lèvre, espace de hauteur de la couronne, porte-à-faux vertical

Habitudes parafonctionnelles -

ont été identifiés comme des problèmes dans la planification du traitement implantaire en raison de la pression accrue exercée sur les implants, ce qui peut entraîner une fatigue et une fracture du métal

Bruxisme, serrement de dents, poussée de la langue

Une fois que le dentiste a identifié ces conditions, le plan de traitement est modifié pour tenter de minimiser leur impact négatif sur la longévité des implants, de l'os et de la restauration finale.

<u>Os</u> - L'évaluation des caractéristiques du site osseux receveur est essentielle car la qualité et la quantité de l'os sont les deux facteurs les plus importants qui déterminent la longévité de la prothèse.

Os disponible - Largeur ,Hauteur ,Longueur ,Angulation ,Rapport hauteur de couronne/corps de l'implant

La densité osseuse est un modificateur du traitement implantaire à plusieurs égards :
 les facteurs prothétiques, la taille de l'implant, la conception de l'implant, l'état de surface de l'implant, le nombre d'implants et la mise en charge progressive.

AIDES AU DIAGNOSTIC

MODÈLES D'ÉTUDE

Les modèles d'étude diagnostique sont utiles pour planifier le traitement et projeter les objectifs au patient avant l'opération. Ils facilitent également l'analyse rétrospective des progrès de la thérapie.

DIAGNOSTIC DE LA CIRE

Cet outil de diagnostic permet d'évaluer la relation centrique, l'espace interocclusal, les divergences occlusales et la dentition opposée et adjacente.

MODÈLES DE DIAGNOSTIC

L'objectif des modèles de diagnostic radiographique est d'intégrer le plan de traitement proposé par le patient dans l'examen radiographique.

IMAGERIE ET TECHNIQUES DE DIAGNOSTIC -
L'objectif est d'identifier les maladies, de déterminer la qualité de l'os, de déterminer la position de l'implant, de déterminer l'orientation de l'implant.

Les modalités d'imagerie utilisées sont -
Radiographie périapicale ,Radiographie panoramique ,Radiographie occlusale ,Radiographie céphalométrique ,Tomographie ,Tomographie assistée par ordinateur ,Imagerie par résonance magnétique tomographie assistée par ordinateur interactive

RADIOGRAPHIES PÉRIAPICALES

Ils sont utiles pour écarter les maladies osseuses locales et identifier les structures critiques. Ils n'ont qu'une valeur limitée en ce qui concerne la quantité et la densité de l'os. Ces films sont utilisés pour les implants d'une seule dent.

RADIOGRAPHIE OCCLUSALE

Ceci est rarement indiqué. La largeur de la mandibule est la plus importante dans la région de la symphyse. Il n'est pas possible de déterminer le degré de minéralisation, le schéma trabéculaire et les relations spatiales entre le site de l'implant et les structures critiques.

RADIOGRAPHIE CÉPHALOMÉTRIQUE

C'est un outil utile pour le développement de la planification du traitement. Il est également possible d'accéder à l'image en coupe transversale de l'alvéole dans le plan midsagital, à la perte de dimension verticale, aux relations entre les arcs squelettiques, au rapport entre la couronne antérieure et l'implant et à la position antérieure de la dent. La relation spatiale entre le site de l'implant et les structures critiques peut être examinée et calculée.

RADIOGRAPHIE PANORAMIQUE

Les avantages sont les suivants : Le point de repère opposé est facilement identifié, la hauteur verticale peut être évaluée initialement, l'examen est pratique, facile et rapide, l'anatomie brute des mâchoires peut être examinée.

Les inconvénients sont les suivants : La qualité de l'os n'est pas démontrée et peut être trompeuse d'un point de vue quantitatif ; les structures critiques ne peuvent pas être mises en évidence.

TOMOGRAPHIE

Cette technique permet de quantifier l'os et d'évaluer la relation spatiale des structures critiques. Cette technique n'est pas utile pour déterminer la qualité de l'os.

TOMOGRAPHIE ASSISTÉE PAR ORDINATEUR

Il a été découvert par Sir Hounsfield en 1972. La découverte du scanner a révolutionné l'imagerie médicale. Le scanner produit des images axiales de l'anatomie du patient, perpendiculaires à l'axe long du corps. La source de rayons X tourne à 360 degrés autour du patient et recueille les données. Le détecteur d'images produit des signaux électroniques qui servent de données d'entrée à l'ordinateur. L'ordinateur traite les données en utilisant les techniques de l'algorithme de Fourier. L'élément individuel de l'image CT est appelé le voxel qui démontre la densité de l'image CT à ce point.

D1 : Plus de 1250 unités Hounsfield

D2 : 850 -1250 unité Hounsfield

D3 : 350-850 unité Hounsfield

D4 : 150-350 unités Hounsfield

Le scanner permet d'identifier la maladie, de déterminer la qualité de l'os, de déterminer la quantité d'os, de déterminer la position de l'implant, de déterminer l'orientation de l'implant.

L'accès à cette technique d'imagerie était limité car un radiologue devait communiquer sur l'opération envisagée, reformater l'étude et interpréter les images résultantes pour le médecin traitant.

DENTASCAN

L'imagerie Dentascan permet la reformation programmée, l'organisation et l'affichage de l'étude d'imagerie. Le radiologue indique simplement la courbure de l'image.

et l'ordinateur est programmé pour générer des images panoramiques transversales et tangentielles de l'alvéole ainsi qu'une image tridimensionnelle de l'arche.

Les TIC ont été développées pour combler le fossé dans le transfert d'informations entre le radiologue et le praticien.

Cette technique permet au radiologue de transférer l'étude d'imagerie au praticien sous forme de fichier informatique et au praticien de visualiser et d'interagir avec l'étude d'imagerie sur un ordinateur personnel.

IMAGERIE PAR RÉSONANCE MAGNÉTIQUE

Découverte par Lauterbur (1972). L'IRM est l'antithèse de la tomodensitométrie.

Elle est utilisée dans l'imagerie des implants en tant que technique secondaire

RÉFÉRENCES-

- Carl E Misch :Prothèses dentaires sur implants
- Carl E Misch :Dentisterie implantaire contemporaine : 2 édition
- Charles A. Babbush :Implants dentaires : principes et pratique

CHAPITRE 8

GABARITS CHIRURGICAUX POUR LES IMPLANTS

La gestion des implants sur le plan chirurgical et prothétique devient un processus fiable lorsque les relations entre l'os alvéolaire, la dentition existante et les implants sont clairement établies par le gabarit tomographique/chirurgical. L'utilisation du gabarit chirurgical dans les zones esthétiquement critiques, comme le maxillaire édenté, permet souvent la mise en place immédiate d'un implant lorsque l'os disponible est suffisant pour assurer la stabilité primaire.

Dès 1989, des gabarits chirurgicaux ont été utilisés pour aider le chirurgien à placer de manière optimale les implants dans la mandibule dans le cadre d'une chirurgie en deux étapes, précédée d'une planification prothétique et suivie de la mise en place d'appareils prothétiques temporaires et définitifs.[1]

Les tomographies assistées par ordinateur pour la planification prothétique sont utilisées depuis le début des années 1990 afin de fournir un gabarit chirurgical pour la mise en place prévisible et fiable d'implants ostéo-intégrés dans la mandibule. Des logiciels ont été utilisés régulièrement pour obtenir des images tomodensitométriques reformatées de la mandibule et du maxillaire afin de planifier des suprastructures prothétiques fixes et amovibles, y compris des gabarits prothétiques radio-opaques pour un positionnement optimal des implants chez les patients édentés.[2]

L'imagerie par résonance magnétique a également été utilisée pour évaluer l'os en vue de l'implantation préchirurgicale, car sa modalité tomographique fournit des informations tridimensionnelles précises sur l'anatomie des structures du maxillaire et de la mandibule. Des marqueurs IRM placés sur un gabarit chirurgical en acrylique ont permis d'identifier les sites d'implantation potentiels. Un gabarit de diagnostic peut être fabriqué à partir de marqueurs radiographiques en utilisant l'IRM et la tomodensitométrie, et les données issues de l'étude des images du gabarit peuvent être transférées au laboratoire pour la construction d'un gabarit chirurgical, permettant au chirurgien de cartographier les sites d'implantation en trois dimensions.

Stabilité du gabarit chirurgical - L'un des problèmes liés à l'utilisation du gabarit chirurgical concerne la stabilité du gabarit pendant l'opération, en particulier dans les domaines de la fonction et de la phonétique. Certains cas nécessitent une pose d'implant très précise pour garantir une esthétique, une phonétique et une fonction correctes.
L'utilisation d'un gabarit chirurgical tridimensionnel stabilisé par des implants palatins peut contribuer à éliminer les erreurs de placement des implants, à réduire le temps d'intervention et à minimiser le traumatisme des tissus tout en améliorant la qualité des soins [3] l'ostéointégration.

Les guides chirurgicaux pour les patients édentés peuvent être stabilisés pour assurer une pose précise des implants et des résultats esthétiques prévisibles grâce à l'utilisation d'implants transitoires, qui peuvent guider la pose des implants permanents.[4]

MISE EN CHARGE IMMÉDIATE DES IMPLANTS - les gabarits chirurgicaux peuvent être utilisés pour la mise en place d'un ou de plusieurs implants, ils trouvent leur utilisation la plus populaire dans la mandibule et le maxillaire édentés. La nécessité pour les patients édentés de procéder immédiatement à la provisoire et à la mise en charge des implants est une autre raison pour laquelle le gabarit chirurgical est devenu important en implantologie, la mise en place immédiate pouvant être idéale pour un patient dont la dentition n'est pas restaurable. Dans de tels cas, la fabrication et l'utilisation d'un gabarit chirurgical au moyen d'une extraction dentaire par étapes peuvent faciliter la pose immédiate et prévisible d'implants.[5]

Les protocoles de mise en charge immédiate avec gabarit chirurgical présentent l'avantage d'une chirurgie sans lambeau, d'une mise en place prédéterminée des implants et de restaurations provisoires préfabriquées, en particulier dans le maxillaire, où la disponibilité osseuse est souvent difficile et où les taux d'échec des implants sont plus élevés.

Pour les restaurations immédiates, les étapes suivies lorsqu'un guide chirurgical et une restauration provisoire fabriquée sont utilisés comprennent la détermination de l'inclinaison mésiodistale de l'implant, la dimension buccolinguale de la crête alvéolaire et la position correcte de l'implant ; la fabrication du guide chirurgical et de la restauration provisoire ; et la mise en place des implants et de la restauration provisoire. La mise en charge immédiate de la mandibule peut nécessiter une procédure en cinq étapes : (1) construction d'un gabarit scannographique, (2) réalisation d'un scanner, (3) planification d'un implant à l'aide du logiciel surgicase, (4) pose d'un implant à l'aide d'un guide de forage créé par stéréolithographie, et (5) pose de la prothèse, avec restauration définitive après 3 mois.[6] La mise en charge immédiate de la mandibule édentée à l'aide d'un gabarit chirurgical est devenue une option très prisée.

GABARIT CHIRURGICAL POUR LES PATIENTS TOTALEMENT ÉDENTÉS

La fabrication traditionnelle du gabarit chirurgical pour les patients complètement édentés doit suivre les étapes suivantes

1. La cire de la prothèse diagnostique : la prothèse existante du patient doit être dupliquée en acrylique transparent.
2. Les zones de la palette et/ou de la collerette dans les zones où les lambeaux de tissu seront situés doivent être enlevées pour éviter l'impact ou la compression des lambeaux afin d'assurer une orientation et une stabilité correctes de l'endoprothèse.
3. Les moitiés occlusales des dents doivent être enlevées pour déterminer l'orientation mésiodistale et buccolinguale et pour permettre au foret d'atteindre l'os.
4. Des trous doivent être percés à travers l'acrylique dans les zones où la pose d'un implant est souhaitée, à l'aide d'un foret de même diamètre que l'implant.

GABARITS CHIRURGICAUX POUR LES PATIENTS PARTIELLEMENT ÉDENTÉS

Ceux-ci peuvent être réalisés selon deux méthodes

Première méthode - la prothèse existante du patient est reproduite en acrylique cristallin. Les zones du gabarit chirurgical qui empiètent sur les lambeaux de tissus ou les compriment doivent être repérées pour assurer l'orientation et la stabilité correctes de l'endoprothèse. Des trous sont percés à travers l'acrylique dans les zones où la pose de l'implant est souhaitée, à l'aide d'un foret de même diamètre que le foret chirurgical final.

Deuxième méthode - sur la base de modèles d'étude réalisés à partir de la dentition existante du patient, les dents doivent être cirées à la main dans les zones édentées où les implants doivent être placés en occlusion. Une empreinte du modèle d'étude est réalisée pour produire un modèle en pierre, puis une gouttière de 0.2 mm d'épaisseur doit être formé sous vide sur le modèle d'étude et taillé jusqu'aux vestibules et à la hauteur des conyours sur les dents existantes. Le modèle d'attelle est ensuite retiré du modèle. Les zones où les lambeaux tissulaires seront situés doivent être enlevées pour éviter l'empiètement ou la compression des lambeaux. Des trous doivent être percés à travers la forme en plastique dans les zones où la pose d'un implant est souhaitée.

LES TECHNIQUES DE CICATRISATION ET DE SUTURE DANS LA CHIRURGIE DES IMPLANTS DENTAIRES

L'évolution de notre compréhension des plaies et de leur traitement, ainsi que la disponibilité standard et changeante des matériaux de suture, exigent que le chirurgien soit familiarisé avec les procédures chirurgicales essentielles pour une fermeture correcte de la plaie afin de réduire le risque d'infection postopératoire et d'augmenter les résultats esthétiques et fonctionnels de la chirurgie implantaire.[1]

Types de plaies et cicatrisation des plaies

Les plaies chirurgicales peuvent être classées en quatre catégories, en fonction du risque d'infection pendant et après l'opération : propres, propres-contaminées, contaminées, sales et infectées. La chirurgie buccale relève le plus souvent de la deuxième ou de la troisième catégorie en raison de la flore associée à la cavité buccale. La cicatrisation des tissus mucopériostés de la cavité buccale après une plaie chirurgicale présente des caractéristiques uniques, notamment la façon dont la cicatrisation est affectée par la conception du lambeau. Le clinicien doit viser une forme trapézoïdale pour la conception du lambeau, avec la partie la plus large à la base du lambeau ; une telle conception facilite l'apport de sang aux tissus, ainsi que la flexibilité pour aider à assurer une fermeture primaire de la plaie sans tension. Les types de cicatrisation des plaies peuvent être décrits en trois catégories, en fonction du type de tissu et des problèmes de fermeture. (1) cicatrisation par première intention. (2) cicatrisation par seconde intention (3) la cicatrisation par troisième intention, également connue sous le nom de fermeture primaire retardée. La cicatrisation par première intention devrait être l'objectif principal dans de nombreuses procédures chirurgicales implantaires, y compris les implants dentaires du premier stade, la couverture de la racine, la greffe osseuse et les membranes utilisées pour la régénération des tissus ; la cicatrisation par deuxième intention se produit après une procédure de gingivectomie et la cicatrisation par troisième intention se produit dans les alvéoles d'extraction.

LE PROCESSUS DE CICATRISATION DES PLAIES
La cicatrisation des plaies implique un processus par étapes, comprenant l'hémostase, l'inflammation et la réparation ; l'hémostase comprend la formation de fibrine, qui conduit à la formation d'une croûte protectrice, sous laquelle la migration cellulaire se produit en même temps que le mouvement des bords de la plaie, l'inflammation fournit des nutriments et facilite l'élimination des débris et des bactéries, et la réparation comprend l'épithélialisation, la fibroplasie et la prolifération capillaire.

HÉMOSTASIE - une fois la peau perforée, les polymorphonucléocytes, les plaquettes et les protéines plasmatiques pénètrent dans la plaie, ce qui provoque la constriction des vaisseaux sanguins. L'adénosine diphosphate provenant des tissus environnants incite les plaquettes à se rassembler et à se connecter au collagène voisin ; les plaquettes libèrent également des éléments qui contribuent à la production de thrombine, entraînant la production de fibrine à partir du fibrinogène. Les plaquettes se joignent à la fibrine et libèrent le facteur de croissance dérivé des plaquettes et le facteur de croissance transformant bêta, ce qui attire les PMN et déclenche la phase d'inflammation
INFLAMMATION - gonflement et chaleur sont les facteurs cliniques associés à cette phase de la cicatrisation. Les macrophages remplacent les PMN après environ 48 heures pour poursuivre le processus d'inflammation, en éliminant les débris de la plaie et en libérant des facteurs de croissance. La libération des débris de la plaie est un élément essentiel de la capacité de la plaie à lutter contre l'infection. **PROLIFÉRATION -** Le stade de la PROLIFÉRATION commence environ 72 heures après le début de la plaie. À ce stade, les fibroblastes, attirés par les facteurs de croissance inflammatoires, synthétisent du collagène. Les signes cliniques de ce stade comprennent un tissu rouge granuleux à la base

de la plaie, le remplacement du tissu dermique et sous-cutané et la contraction de la plaie. À ce stade, les fibroblastes libèrent du collagène, qui forme un cadre pour une croissance accrue du derme. L'angiogenèse caractérise également ce stade de la cicatrisation, impliquant la régénération des capillaires. Les kératinocytes contrôlent le processus d'épithélisation dans la plaie, conduisant à une contraction plus importante de la plaie et à la formation d'un revêtement stratifié de la plaie.

Remodelage - la dernière étape de la cicatrisation, le remodelage, implique un travail continu du collagène qui se restructure au cours des semaines suivantes pour réparer la peau. La résistance à la traction de la plaie augmente au fur et à mesure que les cellules dermiques sont remodelées, principalement par les fibroblastes, au cours des 18 à 24 mois suivants, et parfois plus longtemps.

FACTEURS AFFECTANT LA FERMETURE DE LA PLAIE

Les facteurs tels que l'âge, le poids, la nutrition, la déshydratation, les maladies chroniques, la réponse immunitaire et la radiothérapie affectent la cicatrisation et sont directement liés à l'état de santé de la plaie

la santé des patients.

Matériel de suture - L'objectif principal de la chirurgie dentaire est d'établir une fermeture sans tension des plaies primaires pour tous les lambeaux tissulaires, afin que la plaie cicatrise correctement, que la chirurgie soit effectuée dans le cadre d'une thérapie implantaire traditionnelle, d'une chirurgie parodontale plastique et cosmétique, d'une greffe de tissus durs, d'une régénération des tissus mous ou de l'excision de tissus pathologiques.[4,5] Pour atteindre l'objectif essentiel de positionnement et de fixation des lambeaux chirurgicaux afin d'offrir les meilleures conditions de cicatrisation, trois domaines doivent être pris en compte : les types de sutures, les techniques de suture et les techniques de nouage chirurgical.[6] Types de sutures - Elles peuvent être classées en (a) résorbables (b) non résorbables.

ALE NON RESORBE - ils sont faits de soie ou de polyester (sutures de type monofilament - le plus souvent en nylon - et de polytétrafluoroéthylène, ou PTFE).

RESORBALE - ils sont devenus plus populaires dans la chirurgie implantaire parce qu'ils favorisent une réduction de l'inflammation postopératoire et qu'ils ne nécessitent pas d'être enlevés. Ils ne doivent pas être utilisés chez les patients souffrant de reflux épigastrique, de boulimie, d'œsophagite ou d'autres affections qui facilitent la rupture des sutures. Les sutures synthétiques se dégradent par hydrolyse.

TECHNIQUES DE SUTURE - Les différentes techniques de suture en dentisterie permettent au clinicien d'optimiser la cicatrisation en choisissant correctement le positionnement des sutures.[7] Les techniques de suture les plus courantes sont les sutures interrompues, les sutures en écharpe, les sutures de matelas, les sutures à emboîtement continu et les sutures d'ancrage.

Suture continue -

Figure 8 : modification de la suture interrompue - utilisée dans des zones très restreintes, pour recouvrir les tissus et réassembler les techniques de suture interrompue à boucle simple.

CHAPITRE 9
Implants unitaires antérieurs dans la zone esthétique

Les implants dentaires sont une option thérapeutique viable pour de nombreux patients. Bien que beaucoup considèrent encore la prothèse partielle fixe comme la norme de soins pour le remplacement d'une ou de plusieurs dents manquantes, le taux de réussite des implants ostéointégrés sur une seule dent est comparable à celui des prothèses implantaires chez les patients totalement édentés. La recherche a noté qu'étant donné le succès à long terme des implants individuels, ils constituent une alternative efficace à l'utilisation des dents comme piliers pour préserver les dents intactes chez les patients qui suivent un traitement prothétique initial et de suivi.

LIGNES DIRECTRICES PRÉ-TRAITEMENT -
Certains critères de mise en place, tels que l'anatomie de l'implant, le type de péridontium, la forme et la position de la dent préexistante et la morphologie de la racine. En outre, pour obtenir une esthétique optimale, le clinicien doit tenir compte de l'anatomie des tissus mous, de la dimension de l'os et de la ligne du sourire.

Prise en compte des tissus mous -
Les contours sous-jacents de l'os déterminent les contours des tissus mous.[21] Le fait de ne pas traiter correctement les tissus mous peut entraîner une apparence gingivale différente de celle des dents adjacentes.[9] Les patients peuvent présenter deux types de péridontium : fin et festonné ou épais et plat. La forme des dents varie en fonction du type de péridontium présent. En cas de péridontium épais et plat, les couronnes anatomiques sont essentiellement carrées, les zones de contact des dents sont situées plus apicalement et sont plus grandes incisogingivalement et faciolingivalement.avec un péridontium fin et festonné, les couronnes anatomiques sont essentiellement triangulaires, les zones de contact des dents adjacentes sont situées plus en incisif et en occlusal et sont plus petites en incisogingival et en faciolingual.[16] La récession gingivale faciale et interproximale est plus susceptible de se produire chez les patients ayant un péridontium fin et festonné.[14,16]

Des résultats esthétiques prévisibles peuvent être compliqués si deux implants ou plus sont placés dans des sites adjacents du maxillaire antérieur. La conception de la partie coronaire de l'implant, ainsi que le contour de la jonction implant-pilier, peuvent également influencer le maintien des papilles interdentaires entre les implants adjacents.[24]

Dimension de l'os

Dans le maxillaire antérieur, le profil d'émergence et la position de l'implant sont déterminés par la hauteur et la largeur de l'os restant. En raison de la résorption de la crête après l'extraction dentaire, la greffe de l'alvéole d'extraction et la mise en place d'un pontique ovale collé aux dents adjacentes faciliteront la préparation du site. L'implant doit être placé peu après la cicatrisation initiale de l'alvéole pour maintenir la stimulation interne de l'os et prévenir l'effondrement de la plaque faciale.[21] Le fait de placer l'implant trop près des dents naturelles peut entraîner une perte osseuse à proximité de la dent. Des dimensions osseuses et restauratrices adéquates sont essentielles lors de la pose d'implants dentaires unitaires. Dans les zones faciales et linguales des implants, un minimum de 1 mm d'os est nécessaire autour de l'implant. Pour placer un implant de taille standard, un lit osseux de 6 mm est nécessaire au niveau bucco-lingual.

Morphologie des racines -

Avant la pose d'un implant, la forme de la racine doit être évaluée. l'évaluation des radiographies de la dent avant sa perte ainsi que des dents restantes peut être bénéfique. chez les patients ayant un péridontium mince et festonné, les racines sont étroites et plus effilées. chez les patients ayant un péridontium épais et plat, les racines sont plus larges et moins effilées. lors de la pose d'un implant de taille standard, un espace minimum de 6,5 mm est nécessaire entre les racines des dents.

PRÉPARATION DU SITE À L'AIDE D'OSTÉOTOMES -

Dans la méthode standard de préparation du site osseux pour la pose d'un implant, des forets sont utilisés pour enlever l'os. Une technique alternative utilisant des ostéotomes peut être appliquée dans les sites qui ne peuvent pas être suffisamment développés à l'aide des techniques de forage standard. Au lieu d'enlever de l'os, les ostéotomes compriment l'os latéralement, ce qui permet la préservation, la condensation et l'expansion de l'os ; les ostéotomes peuvent être utilisés pour élargir les crêtes minces afin de faciliter la mise en place de l'implant. Un avantage de l'ostéotome par rapport au forage dans le maxillaire et d'autres sites osseux compromis est une sensibilité tactile accrue pour le clinicien.

Un foret pilote, tel qu'un #1701 ou une fraise Lindeman dans une pièce à main droite, doit être utilisé pour commencer le trou pilote initial à la profondeur prédéterminée. Le trou pilote est ensuite élargi, en commençant par le plus petit ostéotome et suivi d'une série d'ostéotomes plus grands si nécessaire, en fonction de la taille et du type d'implant utilisé.[32]

POSE D'IMPLANTS -

Le positionnement précis des implants dentaires est très important car il détermine le profil d'émergence de la forme de la dent, l'emplacement du trou de vis et les dimensions des papilles interproximales. Pour les restaurations scellées, l'implant doit être incliné vers le bas, ce qui donne un bon profil d'émergence pour les restaurations finales, car l'aspect occlusal de l'implant est rapproché de l'aspect labial. Lorsque la profondeur sulculaire est supérieure à 4 mm, il convient d'utiliser un pilier intermédiaire qui élève la surface de travail prothétique à 2 ou 3 mm des limites des tissus mous. L'effondrement des tissus mous peut se produire avec des profondeurs plus importantes, ce qui pose des problèmes lors des essayages, de la mise en place des coiffes d'empreinte et de la mise en place des restaurations définitives.[36] Des piliers de cicatrisation coniques peuvent également être utilisés pour créer un bon profil d'émergence.

DESIGN DU COUVERCLE -

La conception de l'incision dans la gencive kératinisée attachée peut prévenir les saignements excessifs, faciliter la mise en place de l'implant et la fermeture du lambeau, limiter le gonflement et l'inconfort postopératoire, et permettre un accès plus rapide à l'os alvéolaire. Une incision minimale doit être pratiquée pour les implants à dent unique afin de limiter l'extension et l'élévation du lambeau. Chez les patients dont les crêtes sont résorbées, il peut être difficile d'obtenir une couverture adéquate de l'implant par le lambeau et de maintenir la jonction muco-gingivale. Lorsque des matériaux de régénération sont placés pour corriger la résorption de la crête, une libération substantielle et un positionnement coronal du lambeau labial sont nécessaires pour obtenir une couverture primaire.

CONSIDÉRATION PROTHÉTIQUE -

Pour éviter les bords métalliques cervicaux visibles, l'implant doit être placé en sous-gingival dans la région antérieure. Le profil de la restauration peut être développé progressivement à l'aide d'un modèle acrylique avec des contours appropriés au moment de la deuxième étape chirurgicale. L'implant doit être placé aussi loin que possible de l'aspect labial et apicalement. Au moment de la connexion de l'abutment, un excès de tissu mou kératinisé vertical et orofacial est souhaitable pour créer un profil d'émergence qui corresponde à celui de la dent naturelle adjacente. Pendant la phase de la couronne temporaire, les contours faciaux de la couronne doivent être légèrement palatins par rapport aux dents adjacentes afin d'éviter tout risque de récession gingivale.

RESTAURATIONS FINALES -

Les restaurations à dent unique utilisent une couronne entièrement en céramique ou en céramométal. L'emplacement de l'implant détermine la restauration à utiliser. La restauration finale est réalisée sur un moulage avec enregistrement de la position de l'implant. Une coulée métallique destinée à recevoir la porcelaine est réalisée sur le pilier final modifié. Il convient d'accorder une attention particulière aux contours sous-gingivaux car ils nécessitent un polissage lisse et une glaçure élevée.[19]

LA PRISE EN COMPTE DE L'OS ET L'OSTÉO-INTÉGRATION

De nombreuses études ont indiqué que la *qualité et la quantité d'os* influencent l'ostéointégration et donc le succès d'un implant.

QUANTITÉ D'OS : Il s'agit de l'os disponible sur un site édenté et un futur site d'implantation. Elle est généralement limitée par les structures anatomiques adjacentes. Lors de l'évaluation du volume d'os disponible, de nombreux facteurs doivent être pris en compte, tels que la hauteur de l'os disponible, la largeur de l'os disponible, la longueur de l'os disponible, l'angulation de l'os disponible et le rapport couronne-implant.

La hauteur osseuse disponible est la distance mesurée entre la crête de l'édenté et la structure anatomique opposée (c'est-à-dire le sinus maxillaire, le canal mandibulaire)' La hauteur osseuse disponible doit être supérieure à la hauteur osseuse nécessaire. La hauteur osseuse nécessaire est liée à la densité de l'os et à la conception de l'implant.

La largeur osseuse disponible est définie comme la distance entre les plaques linguale et faciale/buccale au niveau de la crête du site d'implantation potentiel. En augmentant la largeur de l'os disponible, on peut utiliser un implant de plus grand diamètre, ce qui permet d'augmenter l'interface os-implant (surface) et de réduire les contraintes par unité de surface. Une largeur d'os de 5 mm au minimum est recommandée. Cela permet d'obtenir un minimum de 0,5 mm d'os de chaque côté de l'implant au niveau de la crête.

La longueur d'os disponible est définie comme la distance mésiodistale dans une zone édentée. Elle est limitée par les structures anatomiques adjacentes (telles que les dents) ou par d'autres implants. La distance recommandée entre deux implants (bord proximal d'un implant par rapport à l'implant adjacent) est de 2 mm. Un minimum de 7 mm de longueur d'os disponible est suffisant pour la mise en place d'un implant.

L'angle de pose, aligné sur les forces d'occlusion et parallèle à l'axe long de la restauration prothétique, est considéré comme l'*angulation osseuse disponible.* Un os plus large permet une angulation de 30 % (entre la direction de la charge et le corps de l'implant) alors qu'une crête plus étroite ne permet qu'une angulation de 20 %. Dans la mandibule, les dents postérieures sont inclinées lingualement et les dents antérieures sont inclinées labialement.

Le rapport couronne-implant est défini comme la distance entre le plan occlusal et la crête de l'os, comparée à la distance entre la crête de l'os et l'apex de l'implant. Ce rapport affecte l'apparence mais aussi l'étendue de la force du moment de torsion sur l'implant et l'os crestal adjacent. Lorsque la hauteur de la couronne est augmentée, sans augmenter la longueur du corps de l'implant, le moment de torsion augmente. L'augmentation du rapport indique une plus grande contrainte sur l'implant. L'augmentation du nombre d'implants ou l'utilisation d'implants plus larges peut compenser cette insuffisance.

<u>QUALITÉ DES OS</u> : De nombreuses tentatives ont été faites pour *classer les différentes densités osseuses*. La *classification de Lekholm et Zarb (1985)* en quatre qualités d'os est couramment utilisée[1].

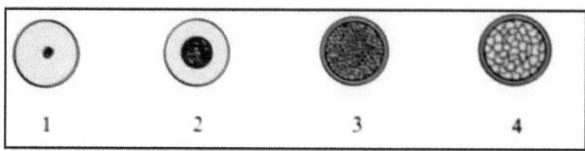

- L'os de *type I* est constitué d'un "os compact homogène".
- L'os de *type II* est constitué d'un noyau d'os trabéculaire dense entouré d'une épaisse couche d'os compact.
- L'os de *type III* est constitué d'une fine couche d'os cortical entourant un os trabéculaire dense de résistance favorable.
- L'os de *type IV* est constitué d'une fine couche d'os cortical entourant un noyau d'os trabéculaire de faible densité.
- Il est recommandé d'utiliser des implants en titane mordus à l'acide pour les os de type I, des implants TPS pour les os de type II et III, et des implants revêtus de HA pour les os de type IV.

LINKOWAND CHERCHEVE

Classe I - Type d'os idéal constitué de trabécules régulièrement espacées avec de petits espaces annulés.

Classe II - Espaces annulés plus importants avec une moindre uniformité de la structure osseuse

Classe III - De plus grands espaces remplis de moelle existent entre les trabécules.

MISCH

DI : Os cortical dense

D2 : Os cortical épais, dense ou poreux sur la crête et os trabéculaire à l'intérieur.

D3 : Os cortical mince et poreux sur la crête et os trabéculaire fin à l'intérieur.

D4 : Os trabéculaire fin

L'OSSEOINTEGRATION, telle que définie par Branemark, désigne au moins un contact direct de l'os vivant avec la surface d'un implant au niveau de grossissement du microscope optique.

Ostéointégration : "connexion structurelle et fonctionnelle directe entre un os vivant et ordonné et la surface d'un implant porteur". MÉCANISME D'OSTÉOINTÉGRATION :

Après la mise en place chirurgicale des implants dans l'endoste, l'os traumatisé autour de ces implants entame le processus de cicatrisation. Comme indiqué précédemment, il peut être divisé en phases inflammatoire, proliférative et de maturation. Ces phases sont résumées dans le tableau, ainsi que certains aspects spécifiques de la cicatrisation osseuse au cours de ces étapes.

<u>Première phase inflammatoire :</u>

La pose d'implants dans l'os implique la création d'un défaut osseux et le comblement ultérieur de ce défaut par un dispositif implantaire. Même avec la manipulation chirurgicale la plus soigneuse des tissus osseux, la formation d'une fine couche d'os nécrosé dans la région péri-implantaire est inévitable.

En outre, il n'est pas possible d'obtenir un ajustement microscopique exact entre l'implant et le champ opératoire, ce qui laisse des zones mortes où l'implant n'entre pas directement en contact avec le tissu osseux. Lorsque l'implant est exposé au site chirurgical, il entre en contact avec le liquide extracellulaire et les cellules. Cette exposition initiale de l'implant à l'environnement tissulaire local entraîne une adsorption rapide des protéines plasmatiques locales à la surface de l'implant. Peu après, ces protéines sont dégradées par voie enzymatique et subissent des changements de conformation, une dégradation et un remplacement par d'autres protéines. Le contact des plaquettes avec les surfaces synthétiques provoque leur activation et la libération de leurs granules intracellulaires, ce qui entraîne la libération de sérotonine et d'histamine, conduisant à une agrégation plaquettaire supplémentaire et à une thrombose locale. Le contact du sang avec les protéines et les matériaux étrangers entraîne le déclenchement de la cascade de coagulation par les voies intrinsèque et extrinsèque, provoquant la coagulation du sang dans les espaces morts péri-implantaires susmentionnés et dans la circulation microvasculaire locale endommagée. L'activation de la cascade de coagulation entraîne également la formation de bradykinine, qui est un puissant médiateur de la vasodilatation et de la perméabilité endothéliale.

Au cours de cette interaction initiale entre l'implant et l'hôte, de nombreuses cytokines (facteurs de croissance) sont libérées par les éléments cellulaires locaux. Ces cytokines ont de nombreuses fonctions, notamment la régulation de la production de molécules d'adhésion, la modification de la prolifération cellulaire, l'augmentation du taux de vascularisation, l'amélioration de la synthèse du collagène, la régulation du métabolisme osseux et la modification de la migration des cellules dans une zone donnée. Le tableau 4.2 énumère quelques-unes des cystokines considérées comme importantes dans l'intégration des implants tissulaires. Ces événements initiaux de la cicatrisation des implants sont en grande partie de nature chimique et correspondent au début d'une réponse inflammatoire généralisée qui se produit lors de toute intervention chirurgicale.

Les événements suivants, observés au cours de cette phase de cicatrisation, consistent en une réponse inflammatoire cellulaire. Au départ, elle est de nature non spécifique et consiste principalement en l'émigration de neutrophiles dans la zone du tissu endommagé. Sa durée est variable, mais elle atteint généralement son maximum au cours des 3 à 4 premiers jours suivant l'intervention chirurgicale. Le rôle de cette cellule est principalement la phagocytose et la digestion des débris et des tissus endommagés. Les neutrophiles sont accompagnés d'un plus petit nombre d'éosinophiles. Les éosinophiles ont une fonction phagocytaire similaire et peuvent également digérer les complexes antigène-anticorps. Ces cellules sont attirées dans la zone locale par des stimuli chimiotactiques et migrent ensuite de l'espace intravasculaire vers l'espace interstitiel par diapédèse. Les produits finaux de ce processus phagocytaire sont transportés hors de la zone locale par la circulation lymphatique. Les neutrophiles et les éosinophiles sont des cellules à l'état final et ne peuvent donc plus se diviser. Ils agissent comme un type de défense cellulaire de premier stade et leurs fonctions sont ensuite renforcées par le lymphocyte et le monocyte.

Vers la fin de la première semaine, la réponse inflammatoire généralisée devient plus spécifique. On trouve alors dans la plaie un nombre croissant de lymphocytes dépendant du thymus (cellules T), de lymphocytes équivalents à la bourse (cellules B), de cellules tueuses (K), de cellules tueuses naturelles (NK) et de macrophages. Ces cellules réagissent aux antigènes étrangers, tels que les bactéries et les débris de plaque, qui ont été introduits dans la zone au cours de l'intervention chirurgicale. Ces antigènes sont traités et présentés aux populations de cellules B et T par les macrophages. Quatre populations de cellules T fonctionnellement distinctes répondent et remplissent des fonctions régulatrices, inflammatoires, cytotoxiques et augmentaires, ce qui se traduit par une variété de modalités effectrices. L'intercommunication cellulaire est essentielle à l'efficacité de la fonction immunorégulatrice et s'effectue par la libération de molécules de signalisation solubles appelées lymphokines. Les lymphokines sont des cytokines spécifiques libérées par des éléments cellulaires locaux qui ont un effet sur la fonction immunologique.

Les macrophages sont les cellules phagocytaires prédominantes que l'on trouve dans la plaie entre le cinquième et le sixième jour postopératoire. Ces cellules sont dérivées des monocytes circulants, qui proviennent de la moelle osseuse par différenciation monoblaste. Les macrophages ont la capacité d'ingérer des particules immunologiques et non immunologiques par phagocytose et tentent de digérer ces particules à l'aide d'enzymes lysosomales. Ils possèdent des récepteurs à la surface des cellules qui jouent un rôle important dans l'élimination des bactéries, des champignons et des cellules tumorales. Comme mentionné précédemment, les macrophages traitent et présentent également des antigènes étrangers aux lymphocytes dans le cadre de la réponse immunitaire cellulaire. Contrairement au neutrophile, cette cellule n'est pas une cellule à l'état final et a donc la capacité de subir une mitose. Les macrophages peuvent également fusionner pour former des cellules géantes à corps étrangers multinucléaires afin d'ingérer de plus grosses particules. Le mécanisme par lequel ils reconnaissent et ingèrent des matériaux non immunologiques n'est pas bien compris, mais il a été démontré que les matériaux hydrophobes, tels que le polytétrafluoroéthylène et les plastiques rugueux, sont plus facilement absorbés par les macrophages que les matériaux hydrophiles. En outre, il semble que les protéines adsorbées à la surface des corps étrangers, la taille et la forme des particules, la texture de la surface et l'énergie libre de la surface jouent un rôle dans l'ingestion de ces particules par les macrophages.

La réaction des macrophages lors de l'exposition à des substances étrangères dépend de la nature physique et chimique de la substance. Certains matériaux agissent directement sur le macrophage, tandis que d'autres agissent par le biais de l'implication immunologique des lymphocytes. Le mécanisme par lequel ils induisent une réponse inflammatoire serait la libération et l'activation de certains médiateurs de l'inflammation, notamment les enzymes lysosomales, les prostaglandines, le complément et les lymphokines. En fin de compte, la réaction des macrophages à un implant régit la réaction globale des tissus à ce matériau.

Quelques macrophages non associés à une réaction inflammatoire manifeste sont normalement présents sur les cellules intactes de l'implant longtemps après l'implantation, mais cela est généralement problématique et suggère la présence d'une réaction inflammatoire chronique et d'une défaillance probable de l'implant.

Phase deux Phase proliférative :
Peu après l'insertion de l'implant dans l'os, la phase proliférative de la cicatrisation de l'implant commence. Au cours de cette phase, une croissance vasculaire se produit à partir des tissus vitaux environnants, un processus appelé néovascularisation. En outre, la différenciation, la prolifération et l'activation cellulaires se produisent au cours de cette phase, entraînant la production d'une matrice de tissu conjonctif immature qui est ensuite remodelée. Comme indiqué précédemment, cette phase de réparation osseuse commence alors que la phase inflammatoire est encore active.

Lors de la mise en place des implants dans leurs emplacements endo-osseux, la microcirculation locale est interrompue dans les zones chirurgicales. La régénération de cette circulation doit finir par se produire si l'on veut que la cicatrisation commence dès le troisième jour postopératoire. Le métabolisme des cellules inflammatoires locales, des fibroblastes, des cellules progénitrices et d'autres cellules locales crée une zone d'hypoxie relative dans la zone de la plaie. Il en résulte le développement d'un gradient d'oxygène avec la tension d'oxygène la plus basse près des bords de la plaie. Cet état hypoxique combiné à certaines cytokines, telles que le facteur de croissance des fibroblastes de base (bFGF) et le facteur de croissance dérivé des plaquettes (PDGF), est responsable de la simulation de cette angiogenèse. Le bFGF semble activer des enzymes hydrolytiques, telles que la collagénase et le plasminogène, qui contribuent à dissoudre les membranes basales des vaisseaux sanguins locaux. Cela déclenche le processus de bourgeonnement endothélial, qui progresse le long du gradient chimiotactique établi. Une fois que les anastomoses des bourgeons capillaires sont développées et qu'une microcirculation locale est rétablie, l'amélioration de la tension en oxygène des tissus entraîne une réduction de la sécrétion de ces facteurs de croissance angiogéniques. En outre, la nouvelle circulation fournit les nutriments et l'oxygène nécessaires à la régénération du tissu conjonctif.

Les cellules mésenchymateuses locales commencent à se différencier en fibroblastes, ostéoblastes et chondroblastes en réponse à l'hypoxie locale et aux cytokines libérées par les plaquettes, les macrophages et d'autres éléments cellulaires. Ces cellules commencent à déposer une matrice extracellulaire composée de collagène, de glycosaminoglycanes, de glycoprotéines et de glycolipides. Le tissu fibreux initial et la substance de base qui sont déposés finissent par former un cal fibrocartilagineux et ce cal est finalement transformé en un cal osseux par un processus similaire à l'ossification endochondrale. Les centres d'ossification commencent dans des vésicules sécrétoires libérées par les ostéoblastes locaux. Ces vésicules, appelées vésicules matricielles, sont riches en phosphate et en ions calcium et contiennent également les enzymes phosphatase alcaline et phospholipase A2. Cette transformation du cal est facilitée par l'amélioration de la tension en oxygène et de l'apport en nutriments qui se produit avec l'amélioration de la circulation locale. L'os initial déposé est un os disposé de manière aléatoire (type tissé) qui est finalement remodelé.

<u>Phase trois Phase de maturation :</u> L'os nécrosé dans l'espace péri-implantaire résultant du traumatisme opératoire doit finalement être remplacé par de l'os vivant intact pour que la cicatrisation soit complète. L'os tissé appositionnel est déposé sur l'échafaudage de trabécules osseuses mortes par des cellules mésenchymateuses différenciées dans la masse de tissu de granulation qui progresse. Ce processus se produit en même temps que l'ossification du cal fibrocartilagineux mentionné précédemment. La résorption simultanée de ces trabécules "composites" et de l'os nouvellement formé, associée au dépôt de lamelles concentriques matures, aboutit finalement à un remodelage osseux complet, laissant une zone d'os lamellaire vivant en continuité avec l'os basal environnant.

La pose traditionnelle d'implants endo-osseux implique une procédure chirurgicale en deux étapes : l'implant est posé au cours de la première étape, puis une période de cicatrisation de plusieurs mois est observée avant la mise en place de la partie transmuqueuse. Lorsque la superstructure est fabriquée, la mise en charge des implants peut commencer. Le remodelage osseux se produit autour d'un implant en réponse à une charge transmise à l'os environnant par l'intermédiaire de l'implant. Dans une comparaison histopathologique d'implants mis en charge et non mis en charge, Donath et al. ont montré que les implants non mis en charge entraient en contact avec de petites lamelles osseuses interrompues par de nombreuses zones de moelle osseuse et des parties du système canalaire haversien. Les implants chargés étaient entourés d'un type d'os plus compact avec seulement de petites zones sans os près des canaux haversiens. Les lamelles autour de la zone de l'implant se sont remodelées en fonction de la charge exposée, ce qui, avec le temps, montre un modèle caractéristique de lamelles concentriques bien organisées avec la formation d'ostéons de manière traditionnelle. Le remodelage de l'os en fonction de la charge suit les mêmes principes que ceux qui régissent la guérison des fractures.

Dans des circonstances normales, la cicatrisation des implants est généralement associée à une réduction de la hauteur de l'os marginal alvéolaire. Une perte osseuse verticale d'environ 0,5 à 1,5 mm se produit au cours de la première année suivant l'insertion de l'implant. Ensuite, un état stable est atteint et une perte osseuse normale se produit à un rythme d'environ 0,1 mm par an. La perte osseuse initiale rapide peut être attribuée à la réaction de cicatrisation généralisée résultant du traumatisme chirurgical inévitable, tel que l'élévation périostée, l'élimination de l'os marginal et les lésions osseuses causées par le forage. La perte osseuse régulière ultérieure reflète probablement la résorption osseuse physiologique normale. Des facteurs tels qu'un traumatisme chirurgical excessif, une mise en charge excessive ou la présence d'une inflammation péri-implantaire peuvent accélérer ce processus normal de résorption. Dans une étude prospective sur les implants revêtus d'hydroxylapatite (HA), Block et Kent ont constaté que la présence de gencive kératinisée dans la région péri-implantaire était fortement corrélée au maintien de l'os dans la région postérieure de la mandibule. Par conséquent, si des pertes excessives d'os marginal sont constatées, il faut envisager la possibilité d'une mise en charge inappropriée de l'implant ou la présence d'une inflammation péri-implantaire et prendre des mesures pour rectifier le problème avant que le support de l'implant ne soit perdu de manière excessive.

FACTEURS IMPORTANTS POUR L'INTÉGRATION OSSEUSE

Même si les implants ostéo-intégrés ont fait preuve d'une réussite à long terme, il existe certaines raisons d'échec des implants. Il a été proposé que le processus biologique menant à l'ostéointégration et la maintenant dépende des facteurs suivants.

1. Biocompatibilité des implants
2. ImplantDesign
3. Surface de l'implant
4. État du lit d'accueil
5. Technique chirurgicale
6. Conditions de chargement
7. Remodelage osseux :

Facteurs influençant l'intégration osseuse Facteurs locaux pouvant influencer l'intégration osseuse

- Matériau
- Composition et structure de la surface
- ChaleurContamination
- Stabilité initiale
- Qualité des os

RÉFÉRENCES

- Traitements de surface des implants dentaires en titane pour une ostéointégration rapide .dental materials 23 (2 0 0 7) 844-854
- Per Ingvar Branemark "Osseointegration and its experimental background" JPD 1983 Vol. 50, 399-410.
- Hanson, Alberktson "Structural aspects of the interface between tissue and titanium implants" JPD 1983 vol. 50, 108-113.
- T. Alberktson "Osseointegrated dental implants" DCNA Vol. 30, Jan 1986, 151-189.
- Richard Palmer "Introduction aux implants dentaires" BDJ, Vol. 187, 1999, 127 - 132.
- Geroge A. Zarb "Implants dentaires ostéointégrés : Preliminary report on a replication study". JPD 1983, Vol 50, 271-276.
- Bergman "Evaluation des résultats du traitement par implants ostéo-intégrés par le Conseil national suédois de la santé et du bien-être". JPD 1983, vol. 50, 114-116.

LES MATÉRIAUX D'AUGMENTATION OSSEUSE ET LEURS PROCÉDURES.

Le traitement chirurgical-prothodontique des patients édentés présentant une hauteur de crête alvéolaire fonctionnelle insuffisante est généralement préconisé pour améliorer la stabilité de la prothèse et l'efficacité de la mastication.

L'extension du sillon vestibulaire permet d'obtenir une hauteur de crête alvéolaire fonctionnelle adéquate chez la plupart des patients ayant plus de 10 mm d'os alvéolaire maxillaire antérieur et plus de 15 mm d'os alvéolaire mandibulaire antérieur.

Cependant, en cas d'atrophie sévère de la crête alvéolaire, une augmentation de la crête alvéolaire permet d'obtenir une meilleure stabilité de la prothèse.

MÉCANISME BIOLOGIQUE DE LA GREFFE OSSEUSE :

1. Ostéoproliférative / ostéogénèse : Il s'agit de greffons contenant des cellules vivantes qui commencent à former de nouveaux os et induisent les cellules adjacentes à commencer à former de l'os.

2. Ostéoinduction : Il s'agit de greffons osseux qui ne contiennent pas de cellules en tant que telles dans le greffon, mais qui induisent la formation de nouveaux os à partir des cellules adjacentes.

3. Ostéoconduction : Il s'agit de greffons qui n'induisent pas la formation de nouveaux os, mais qui servent simplement d'échafaudages pour renforcer le caillot sanguin et fournir un milieu stable aux cellules pour qu'elles migrent et démarrent.

LES EXIGENCES IDÉALES DU MATÉRIAU DE GREFFE OSSEUSE :

1. Doit contribuer à la formation de nouveaux os
2. être inertes et biocompatibles
3. Facilité d'obtention
4. Prévisible
5. Rentabilité
6. Non toxique
7. Pas de résorption radiculaire ni d'ankylose.
8. Solide et résistant

CLASSIFICATION DES GREFFES OSSEUSES :

I| Origine

■=> Autogreffe

- => Allogreffe
- => Hétéro ou Xénogreffes
- => Alloplastes.

II] **Greffes osseuses** [Ellegaard (1973) et Nielsen (1980) :].

Ostéoproliférative (ostéogenèse)
Ostéoinduction
Ostéoconduction

DIVERS MATÉRIAUX DE GREFFE OSSEUSE :

1. Greffes autogènes : prélevées sur le corps du patient, elles sont considérées comme l'étalon-or parmi les matériaux de greffe car elles contiennent des cellules à l'intérieur du greffon, conservant ainsi la viabilité cellulaire. Ces greffons contiennent des ostéoblastes et des cellules souches ostéoprogénitrices vivants et guérissent par ostéogenèse. En outre, les greffes autogènes évitent les problèmes potentiels liés aux différences d'histocompatibilité et le risque de transfert de maladies. Les cellules ostéoprogénitrices, ou *préostéoblastes,* prolifèrent et comblent le fossé entre le greffon et l'os receveur. Ces cellules précurseurs sont considérées comme hétérogènes, avec des niveaux de différenciation variables et des différences correspondantes dans la façon dont elles répondent aux facteurs de croissance biologiques et aux substances chimiques naturelles que le corps libère pour promouvoir la formation de nouveaux os. Les ostéocytes transplantés meurent généralement en réponse à l'anoxie et à la lésion chirurgicale...

Les microanastomoses qui se forment rétablissent la circulation, fournissent des nutriments pour la synthèse des produits cellulaires, soutiennent la prolifération des cellules ostéoprogénitrices pour la formation du nouvel os, et soutiennent la différenciation de nouveaux ostéoblastes et la formation de nouveaux ostéoclastes. Dans les premiers stades de la cicatrisation des autogreffes, l'os nouveau provient des cellules ostéoprogénitrices survivantes et, dans les stades ultérieurs, il provient de la réponse d'ostéoinduction de l'os hôte. La zone de nouvelles interdigitations osseuses et la quantité d'os du donneur qui est résorbée sont plus importantes pour les greffes d'os spongieux que pour les greffes corticales. L'os autogène doit être utilisé dans la mesure du possible dans les cas de greffe.

Classification :

1. Vascularisé
2. Non vascularisé (Marx 1993).

Sites pour les autogreffes I/O :

L'os autogène peut souvent être prélevé sur des sites *intrabuccaux*, notamment les *crêtes édentées, les tores, la tubérosité maxillaire, les plaies osseuses en voie de cicatrisation ou les sites d'extraction, ainsi que l'os prélevé lors d'une ostéoplastie ou d'une ostéotomie.*

En outre, plusieurs *types* de greffons osseux autogènes peuvent être utilisés, notamment des copeaux d'os cortical, du coagulum osseux ou un mélange d'os cortical et d'os spongieux intra-oral. Les copeaux d'os cortical sont encore occasionnellement utilisés aujourd'hui mais ont été largement remplacés par le coagulum osseux et le mélange d'os car les copeaux corticaux sont généralement des particules beaucoup plus grandes (1559,6 X 183 *tours*) et ont un potentiel de séquestration plus élevé.

Le coagulum osseux est fabriqué en prélevant de l'os intraoral à l'aide de fraises rondes, puis en le mélangeant avec du sang. La taille des particules étant plus petite que celle des copeaux corticaux, la résorption et le remplacement par l'os hôte sont plus sûrs et offrent une zone supplémentaire pour l'interaction des éléments cellulaires et vasculaires.

Avantage : facilité d'accès.

Inconvénient - faible prévisibilité

- Impossibilité de se procurer du matériel pour des défauts importants.

L'option du **mélange d'os** a été conçue pour surmonter certains des inconvénients de l'utilisation du coagulum osseux, tels que l'impossibilité d'utiliser l'aspiration pendant l'accumulation du coagulum, la qualité et la quantité inconnues des fragments osseux recueillis, et la fluidité du matériau.

Greffes de moelle osseuse spongieuse intrabuccale - peuvent être obtenues à partir de la tubérosité maxillaire, de zones édentées et d'alvéoles de cicatrisation.

Le gonflement de l'os - cette technique nécessite l'existence d'une zone édentée adjacente au défaut, à partir de laquelle l'os est poussé dans le défaut. Techniquement difficile, son utilité est limitée.

Sites pour les greffes E/O :

Les greffons autogènes peuvent également être prélevés dans des sites extra-oraux, tels que la *crête iliaque et les côtes*, et certains pensent que l'os spongieux et la moelle prélevés dans cette zone offrent le meilleur potentiel de régénération osseuse, sur la base d'évaluations cliniques et histologiques. Cependant, on constate que les greffes de mélange osseux et de coagulum osseux permettent de combler les défauts de manière tout aussi satisfaisante. De nombreux patients refusent ou n'ont pas les moyens d'être hospitalisés pour le prélèvement de greffons extra-oraux.

PROCÉDURES La procédure d'obtention d'une autogreffe implique l'utilisation de tréphines, disponibles en différentes tailles.

La carotte osseuse généralement obtenue après le prélèvement se compose d'os compact et d'os spongieux. L'os spongieux est généralement utilisé en raison de son potentiel de régénération plus élevé. L'os cortical peut être broyé et peut également être utilisé. Certains préfèrent n'utiliser que l'os spongieux et replacer la plaque corticale pour favoriser une meilleure cicatrisation.

Avantages des autogreffes

1. Une meilleure prévisibilité
2. Pas d'antigénicité

Inconvénients

1. Le temps est compté.
2. Deuxième site chirurgical.
3. Quantité insuffisante.
4. Lésion des muscles Mentalis et Depressor labii inferioris.
5. Fistule du sinus maxillaire.
6. Lésion du nerf alvéolaire inférieur.

2. Allogreffe

Les allogreffes sont des os prélevés sur un être humain pour être transplantés sur un autre. Ces greffons, prélevés sur des personnes décédées, sont généralement lyophilisés et traités pour éviter la transmission de maladies et sont disponibles dans les banques de tissus commerciales. Il existe différents types d'allogreffes, notamment les allogreffes osseuses lyophilisées (FDBA) et les allogreffes osseuses lyophilisées déminéralisées (DFDBA).

Le FDBA, qui n'est pas déminéralisé, agit principalement par *ostéoconduction*, un processus dans lequel le greffon n'active pas la croissance osseuse mais agit plutôt comme un échafaudage pour que l'os naturel du patient se développe sur et dans le greffon. Avec le temps, le greffon est résorbé et remplacé par de l'os. Le mode de cicatrisation des greffons DFDBA fait actuellement l'objet d'un débat. Certains auteurs soutiennent qu'elles guérissent par *ostéoinduction*. Ce processus fait intervenir des cellules pluripotentielles de l'os naturel environnant sur lequel est placé le greffon. Ces cellules sont recrutées et se différencient ensuite en cellules formatrices d'os. Avec le temps, l'allogreffe est résorbée par l'os naturel intra-oral, et ce processus de régénération serait *induit* par la protéine morphogénique osseuse (BMP) et peut-être d'autres facteurs de croissance libérés par l'allogreffe.

Le DFDBA permet un comblement osseux plus important que le FDBA. Le FDBA est encore utilisé aujourd'hui, mais une étude à grande échelle a montré que le FDBA mélangé à de l'os autogène est plus efficace pour augmenter le comblement osseux que le FDBA seul.

Par exemple, **Sanders et al** ont constaté que plus de 50 % de remplissage osseux était atteint dans 80 % des cas de test greffés avec du FDBA et de l'os autogène, mais dans seulement 63 % des cas de contrôle greffés avec du FDBA seul.

Urist et Strates ont montré que la déminéralisation et la lyophilisation du matériau de greffe amélioraient considérablement son potentiel ostéogénique. L'élimination du minéral osseux semble être un facteur crucial. Ce processus expose les BMP ou d'autres protéines dans le matériau de greffe qui stimulent la formation de nouvel os par ostéoinduction. Des études cliniques chez l'homme ont montré que les greffes de DFDBA permettent un comblement osseux de 2,5 à 3 mm, ce qui est un peu moins que l'os autogène

Taux de formation osseuse avec DFDBA

Rapide du 14e au 28e jour et diminue ensuite, surtout du 35e au 42e jour. L'indice ostéogénique est faible au début mais augmente rapidement, alors que le FDBA a un indice ostéogénique élevé au début qui n'augmente pas après la greffe.

Le destin de la greffe

Reynolds et Bowers (1996) ont montré qu'il s'agit du seul greffon qui, s'il reste plus de particules résiduelles après la greffe, donne lieu à des quantités significativement plus importantes de nouvelles attaches. Les DFDBA peuvent présenter une néovascularisation retardée par rapport à l'os autologue (Winet et al 1992).

Antigénicité du FDBA

Friedman (1984) ; 9 patients sur 43 ont démontré la présence d'anticorps anti-HLA.

Quattlebaum 1988 - a conclu que l'antigénicité du FDBA était nettement réduite, en indiquant que la procédure de lyophilisation pouvait fausser la présentation tridimensionnelle des antigènes HLA sur le FDBA, ce qui affectait la reconnaissance immunitaire.

Avantages
1. Disponible dans le commerce
2. Moins de temps
3. Une source riche et prévisible de bonnes pratiques de gestion.

Inconvénients
1. Suspicion de transfert de maladie (1 sur 8 millions).
2. Coûteux
3. Âge du donneur

4. Xénogreffes :

Une xénogreffe est une greffe entre différentes espèces. Actuellement, il existe deux sources de xénogreffes utilisées comme substituts osseux dans la pratique clinique : l'os bovin et l'os porcin. Ces deux sources, grâce à des techniques de traitement différentes, fournissent des produits finis biocompatibles et structurellement similaires à l'os humain. Les xénogreffes sont ostéoconductrices et présentent l'avantage d'être facilement disponibles et presque entièrement exemptes de risque de transmission de maladies...

Exemples :

> Os spongieux anorganique bovin (BACB), ou commercialement appelé **Bio-Oss®**. **PepGen-15**
>
> Matériaux dérivés du corail : Corail naturel et hydroxyapatite dérivée du corail

5. Substituts osseux synthétiques :

Des substituts osseux synthétiques sont également disponibles pour une utilisation clinique. Ces matériaux permettent d'éviter les problèmes liés à la recherche d'une autogreffe osseuse appropriée et les faibles risques infectieux inhérents à l'utilisation de matériaux provenant de cadavres humains ou d'autres tissus animaux. Les types de substituts osseux synthétiques disponibles sont les suivants :

a) Hydroxyapatite

b) Céramiques (autres que l'hydroxyapatite)

    1. Phosphate tricalcique.

    2. Verres bioactifs.

    3. Sulfate de calcium.

c) les polymères

    1. Combinaisons d'acide polyglycolique (PGA) et d'acide polylactique (PLA)

    2. Polymère HTR (composé de polyméthacrylate de méthyle et de polyhydroxyéthylméthacrylate)

    3. Matériaux de fixation biorésorbables

d) substituts osseux dérivés du GIC.

Exigences des substituts osseux synthétiques : Les matériaux d'augmentation osseuse - en particulier les matériaux synthétiques - doivent répondre à des exigences particulières :

1. Compatibilité locale et systémique
2. Pas de potentiel allergène
3. Stabilité de la position lors de l'application
4. Résorbabilité et infiltration osseuse complète
5. Ostéoconduction
6. Stimulation de la cicatrisation osseuse
7. Résistance mécanique
8. Stabilité volumétrique
9. Rentabilité

Verres et céramiques bio-actifs

Certains types de verres, de vitrocéramiques et de céramiques composées principalement de SiO_a-CaO-Na_0-$P O_{225}$ ont été largement utilisés avec les implants médicaux et dentaires parce qu'ils développent une couche d'hydroxycarbonate-apatite à leur surface à la suite d'une exposition aux fluides corporels. Lorsqu'elle est utilisée à la surface d'implants métalliques, cette couche incorpore des fibrilles de collagène et produit ainsi une liaison mécaniquement forte entre l'implant et la surface osseuse adjacente. En outre, le module d'élasticité des verres bioactifs les plus résistants et les plus durs est supérieur à celui de l'os cortical et de l'os spongieux. Cela conduirait à une protection excessive de l'os contre les contraintes et pourrait éventuellement provoquer une fracture de l'os distal et proximal par rapport à l'implant. Pour ces raisons, leur utilisation avec des implants soumis à des contraintes est limitée et est généralement restreinte au revêtement d'implants métalliques dans des zones non soumises à des contraintes.

Greffes composites

Le concept de greffes composites est né de l'idée que les matériaux de greffe peuvent présenter une certaine synergie en combinant le potentiel de deux matériaux. Les greffes composites les plus utilisées comprennent la combinaison de ;

β -TCP + HA

FDBA + DFDBA

Allogreffe + Autogreffe

Lunettes + autogreffe

6. **Régénération osseuse guidée (ostéopromotion) :**

Linde et al ont décrit le terme *"ostéopromotion"* comme un moyen physique de sceller le site anatomique pour l'ostéogenèse et la formation osseuse tout en empêchant les interférences des tissus non ostéogéniques.

L'utilisation de membranes pour guider la formation du tissu osseux en séparant l'os sous-jacent du tissu mou sus-jacent et en créant un espace dans lequel les cellules osseuses souhaitables peuvent migrer a été appelée *"régénération osseuse guidée"*.

Dahlin et al ont montré que la croissance osseuse autour des implants pouvait être facilitée par cette technique. La technique GBR peut être utilisée soit avant la pose de l'implant, soit simultanément, soit secondairement.

L'efficacité de la membrane barrière en conjonction avec la cicatrisation et la régénération osseuse est probablement le résultat des mécanismes suivants :

1. Prévention du dépôt de fibroblastes dans le défaut (mécanique).

2. Prévention de l'inhibition de contact par des interactions cellulaires hétérotopiques (cellulaires)

3. Exclusion des facteurs inhibiteurs solubles dérivés des cellules (moléculaires)

4. Concentration locale de facteurs de stimulation de la croissance (moléculaires)

5. Propriétés stimulantes de la membrane (mécaniques et moléculaires)

Les exigences en matière de membrane pour la RBG de la crête alvéolaire sont les suivantes :

1. La membrane doit être constituée de matériaux biocompatibles acceptables.

2. La membrane doit présenter des propriétés occlusives appropriées pour empêcher les invasions de tissu conjonctif fibreux dans l'espace adjacent à l'os.

3. La membrane doit être capable de fournir et de maintenir un espace approprié pour la régénération osseuse.

4. La membrane doit pouvoir s'intégrer au tissu adjacent.

Types de membranes :

a) Membrane barrière non résorbable.
- o Téflon (e-PTFE)
- o Membrane renforcée au titane.

b) Membrane barrière résorbable.
- Collagène
- Co-polymères de polylactide et de polyglycolide

Membrane barrière non résorbable

Avantages :
- Facilité d'utilisation
- Stabilisation
- Suppression complète
- Des résultats probants et prévisibles
- Création d'espace
- Biocompatibilité

Inconvénients :
- Taux de complication élevé
- Déhiscence
- Infection (due à un retrait incomplet)
- Deuxième intervention chirurgicale pour l'ablation de la membrane
- Coût

Membrane barrière résorbable.

Avantages :

- Facilité d'utilisation
- Pas d'enlèvement nécessaire
- Moins cher
- Moins de complications
- Biocompatible

Inconvénients :

- Moins de prévisibilité établie
- Potentiel d'antigénicité des membranes de collagène
- Réaction d'un corps étranger avec des polymères
- Difficile à stabiliser
- Difficultés d'orientation

PROCÉDURES CHIRURGICALES POUR LA POSE D'IMPLANTS

1. IMPLANTS ENDO-OSSEUX

L'objectif de la chirurgie de la forme de la racine est d'insérer un implant endo-osseux à l'endroit et à l'angulation appropriés afin qu'il puisse être utilisé comme pilier prothétique.

1ST STADE DE LA CHIRURGIE :

La chirurgie de la première étape consiste en cinq événements :

1) Incision chirurgicale du lambeau de réflexion gingival et sous-périosté.
2) Procédures de perçage et de contre-perçage
3) Procédure de taraudage
4) Installation du luminaire et mise en place des vis d'obturation
5) Réadaptation des tissus mous et procédure de suture.

1. Incision :

L'identification de la position approximative du foramen mental facilite la conception de l'incision dans les crêtes modérément à sévèrement résorbées et permet une réflexion plus rapide dans les régions situées autour de ce point de repère. L'identification se fait par palpation du foramen déprimé.

Réflexion sur les tissus mous :

Le prioste doit être réfléchi avec soin, une réflexion trop zélée augmente le traumatisme des tissus mous et peut retarder la formation du cal. Si l'espace inter-arcade est insuffisant, une ostéoplastie est indiquée. Si l'espace inter-arcade est plus important, une procédure d'augmentation peut être nécessaire avant la pose chirurgicale d'implants.

Emplacement des implants :

a) L'ouverture de l'os de suture est la complication la plus fréquente, l'incision chirurgicale est conçue pour minimiser ce problème. Si la crête est située au-dessus du plancher de la bouche et qu'il y a plus de 3 mm de gencive attachée à la crête, une incision de pleine épaisseur est pratiquée.

Lambeau mucopériosté

<u>**Perçage et contre-perçage**</u>

Utilisation d'un foret guide
1) Enregistrement abondant de solution saline
2) Attelle chirurgicale utilisée pour déterminer le site d'insertion de la fixation

Utilisation d'un foret hélicoïdal de 2 mm : un foret hélicoïdal de 2 mm de diamètre est utilisé pour agrandir le site de fixation. Insérez ensuite l'indicateur de direction dans le site préparé. Préparer le site de fixation suivant en maintenant la direction du foret de guidage avec l'indicateur de direction.

Utilisation d'un foret pilote. Le foret pilote élargit le site de 2 à 3 mm de diamètre.

Utilisation d'un foret hélicoïdal de 3 mm. Une fois le forage pilote terminé, le site de fixation est élargi à l'aide d'un foret hélicoïdal de 3 mm de diamètre. La longueur du foret est choisie pour engager la plaque corticale inférieure dans la mandibule, les cavités nasales et les sinus du maxillaire.

Utilisation de l'évier de comptoir : Cette procédure est appliquée à tous les sites de fixation. Cette procédure est réalisée à l'aide d'une pièce à main à faible vitesse afin d'éviter la production de chaleur dans l'os. Attacher une connexion à la pièce à main à la tête angulaire du moteur à basse vitesse et le robinet à vis est connecté à cette pièce à main à contre-angle. N'appliquez pas de pression pendant la procédure de filetage et continuez à irriguer abondamment. Lorsque le filetage est terminé à la profondeur souhaitée, retirer le robinet à vis en activant le bouton d'inversion de l'unité de commande. Après avoir retiré le robinet à vis, ne pas rincer le sang du site préparé avec du sérum physiologique ou une unité d'aspiration.

Utilisation d'une fixation autotaraudeuse :

Lorsque la densité osseuse est faible et que la qualité de l'os est molle, une fixation autotaraudeuse peut être utilisée. Un foret de contre-plongée est utilisé au lieu d'un foret hélicoïdal de 3 mm ou d'un foret de contre-plongée. Il existe deux types de fixations autotaraudeuses : le type standard et le type conique. Ce dernier type est utilisé comme fixation de routine.

Installation des appareils :

Fixez la monture du projecteur au projecteur à l'aide d'une clé à fourche, vérifiez que la surface hexagonale intérieure s'adapte correctement à la tête du projecteur. L'appareil est installé sans irrigation jusqu'à ce que le trou horizontal de l'appareil soit traité dans le site. En cas de résistance, utiliser la clé cylindrique pour le serrage final. A l'aide d'un dissecteur, tapez sur le support du projecteur et vérifiez le son de percussion. Le son "ping" clair est une indication de la qualité de la mise en place du projecteur. Il ne doit pas être considéré comme le seul critère. La mobilité au cours de la deuxième phase de la chirurgie est un test fiable de l'ostéointégration.

Les vis de couverture sont déballées et placées dans le bol en titane, puis transférées sur les cylindres dans l'organisateur en titane, la vis de couverture est positionnée sur la fixation et un tournevis à faible vitesse est utilisé pour engager les filets. Le serrage final de la vis de couverture est effectué normalement à l'aide d'un petit tournevis ou d'un tournevis de boîte. Rincer soigneusement le site chirurgical avec une solution saline stérile et retirer les arêtes tranchantes sans endommager le lambeau mucopériosté.

Adaptation des tissus mous et procédures de suture : matériau de suture en nylon 3/o en utilisant une suture verticale interrompue pour obtenir une fermeture primaire. La couche périostée sur les côtés buccaux est engagée pour couvrir la vis avec du périoste.

Deuxième phase de la chirurgie :

La connexion du pilier aux fixations se fait en 2 étapes[nd]. Après l'installation des fixations, il faut prévoir une période de cicatrisation de 3 mois pour la mandibule et de 6 mois pour le maxillaire.

Jaw bone	Healing period
Mandible – ideal quality	3 months
Poor quality	4 – 6 months
Max- ideal quality	6 months
Poor quality	8 – 9 month

Après la période de cicatrisation, une radiographie est réalisée pour observer l'ancrage osseux direct sur l'appareil. La mobilité est vérifiée pour s'assurer que l'ostéointégration est adéquate.

Instruments en acier inoxydable :

Poinçon : Instrument utilisé pour retirer les tissus mous entourant la fixation. Il se compose d'une aiguille émoussée, d'un instrument à ressort et d'une lame cylindrique.

L'attelle chirurgicale est positionnée, l'explorateur est placé près du site probable de fixation et inséré à travers le tissu pour entrer en contact avec la vis de couverture à travers la gencive attachée.

Incision chirurgicale droite à l'aide d'une lame chirurgicale pour découvrir toutes les vis de couverture lorsqu'il est difficile de localiser la vis de couverture à l'aide d'un explorateur, un élévateur périostique est utilisé pour réfléchir le lambeau et exposer toutes les vis de couverture.

Retrait de la vis de couverture : lorsque la vis de couverture est exposée, utilisez un tournevis court ou long pour dévisser la vis de couverture. Après avoir retiré la vis de couverture, utilisez un poinçon pour couper et retirer l'excès de périoste, tous les tissus mous doivent être retirés avant la mise en place du pilier.

Connexion du pilier :

Utiliser la jauge de profondeur pour mesurer la profondeur des tissus entre la tête de l'instrument et la marge gingivale. Les piliers sont disponibles en différentes longueurs : 3, 4, 5, 6, 7, 8 et 10 mm. Au maxillaire, le pilier choisi doit être à la même longueur ou un mm plus haut que le bord gingival.

Dans la mandibule, le pilier choisi doit être 1 à 2 mm plus haut que le bord gingival ; placer le pilier sur l'hexagone de la fixation et le maintenir à l'aide d'un petit serre-pilier. Après avoir connecté le pilier à la fixation, on vérifie la clarté du son de percussion. Lorsque le son est clair, l'ancrage osseux direct est présent ; lorsque le son est sourd, cela peut indiquer la présence de tissus mous interposés entre le pilier et la fixation. Appliquer un pilier à la tétracycline avant la mise en place du pilier chirurgical, puis mettre en place le pilier chirurgical. Bien qu'elle ne soit pas systématiquement utilisée, une restauration provisoire peut être utilisée pour éliminer les coiffes de cicatrisation.

2. **IMPLANTS SOUS-PÉRIOSTÉS :**

L'implant est conçu pour répartir les forces sur la plus grande surface possible.

Parties : Sous-structure placée sous les tissus mous

   a) Pilier - connecter l'intérieur et l'extérieur au pilier.
   b) Périphérique - le plus externe de ces aiguillons se trouve sur la partie buccale ou linguale.
   c) Endoprothèses secondaires - Connecteur mineur permettant d'assurer la rigidité et le soutien de l'appareil.

Super structure : **La** super structure est placée au-dessus des tissus mous et relie les piliers au-dessus des tissus mous. Quatre piliers dépassent des tissus mous dans la région de la première molaire et des cuspides bilatéralement. La superstructure est intégrée dans la prothèse finale au-dessus des têtes de pilier et peut être retirée pour l'hygiène bucco-dentaire.

Indication :

1) Résorption sévère de l'ensemble du processus alvéolaire lorsque la hauteur de l'os est comprise entre 8 et 15 mm.
2) Largeur bucco-linguale très étroite - certaines mâchoires ne s'élargissent pas, même après une augmentation alvéolaire importante.
3) La douleur dans la zone du faisceau neuromusculaire est également une plainte fréquente. Avec l'atrophie de la mandibule, le faisceau neuromusculaire sera situé dans une relation plus supérieure au reste de la crête.
4) Incapacité de fonctionner, de manger, de parler et manque de confiance dans la capacité à conserver la prothèse dentaire.
5) Défauts ou irrégularités osseuses qui ne conviennent pas aux implants de forme radiculaire.
6) Impossibilité d'effectuer une greffe osseuse importante ou refus du patient de s'y soumettre.

Contre indications :

1) Hauteur d'os inférieure à 8 mm. Ces cas nécessitent généralement une greffe osseuse importante ou une restauration transosseuse telle qu'un implant transmandibulaire.
2) Le patient souhaite un repos fixe
3) Dimension verticale inadéquate pour accueillir l'implant.
4) Affection systémique telle qu'un diabète mal contrôlé.

Phase chirurgicale :

Avant de commencer l'incision, l'épaisseur du tissu gingival doit être notée dans les zones des molaires 1st et des cuspides bilatéralement. Une incision en ligne droite est pratiquée sur la crête alvéolaire mandibulaire à travers les tissus mucopériostés. L'incision part de la région rétromolaire et s'étend vers le bas à travers les tissus mucopériostés.

Une fois ces repères exposés, les lambeaux linguaux sont suturés de la partie antérieure de la droite à la partie postérieure de la gauche avec des sutures de soie noire 3-0.

Le porte-empreinte pré-chirurgical est mis en place pour faciliter la manipulation sous les lambeaux et pour vérifier la relation avec les repères mentionnés. Le matériau léger est injecté sur la crête et étendu à la périphérie des lambeaux. Le porte-empreinte chirurgical rempli de matériau lourd est inséré dans le champ. Le plateau est maintenu sous pression pendant le temps de prise, qui est généralement de 5 à 7 minutes selon le matériau utilisé.

Le rebord chirurgical précédemment fabriqué est positionné sur la crête osseuse de la mandibule et occlus avec la prothèse maxillaire, en vérifiant avec l'enregistrement centrique précédemment apparié que le dégagement approprié est obtenu, ce qui permet d'inclure un peu de cire pour enregistrer la position anatomique exacte. La cire d'abeille est ensuite chauffée et placée dans la surface du tissu du bord chirurgical en cire. Le patient se referme ensuite et l'on obtient un enregistrement chirurgical complet de l'arête osseuse. Cette position donne une relation centrée maxillo-mandibulaire précise avec la crête alvéolaire osseuse, ce qui permet de déterminer la position postérieure et les dimensions appropriées du pilier. Les sutures qui retiennent les lambeaux sont retirées et les zones sont à nouveau inspectées. Les lambeaux sont repositionnés et suturés avec des sutures de soie noire interrompues ou centrales 3-0.

Le cadre de l'implant avec la suprastucture en place pour éviter l'enroulement ou le traumatisme du moulage doit être stérilisé avant l'insertion chirurgicale.

Deuxième phase de la chirurgie :

Après l'étape chirurgicale 1st , les sutures sont retirées puisqu'une semaine seulement s'est écoulée, les tissus sont facilement réfléchis avec l'élévateur périosté. L'implant, avec la superstructure en place pour réduire les risques de déformation de l'implant, est placé en position sur la mandibule. Une fois l'implant en place, la superstructure est retirée et toute la périphérie de l'implant doit être vérifiée pour s'assurer qu'il est bien en place, qu'il n'y a pas de divergences dans le moulage et que les tissus mucopériostés ne sont pas coincés. Les lambeaux mucopériostés sont repositionnés et suturés avec de la soie noire 3-0. La construction des prothèses complètes commence 4 à 6 semaines après l'opération.

3. SOUS-CUTANÉE : INTRA-MUQUEUSE

Inserts muqueux : Judy et Weiss

Chaque insert a une tête en forme de champignon avec un trat de marquage à son sommet. La tête a des côtés inclinés pour permettre l'insertion de la prothèse par un étirement traumatique du site gingival. Sous le centre de la tête, un col s'étend jusqu'à la base de l'insert. Sa longueur permet de contrôler la profondeur d'insertion de la tête dans le tissu gingival. La base favorise la fixation ferme de l'insert lorsqu'il est fixé dans son site récepteur en acrylique préparé à l'intérieur de la surface tissulaire de la prothèse.

Avantages :

1) Améliorer la rétention

2) Stabilité accrue

3) empêche les bâillons :

4) Esthétique nécessitant le retrait de la collerette labiale :

5) Taux de réussite / de survie à long terme :.

6) offre un service rentable qui permet de retrouver rapidement et de manière prévisible la confiance et le plaisir d'utiliser sa prothèse dentaire

Armamentarium :

La base rétentive, qui est placée dans le site préparé de la prothèse, et le composant vertical qui pénètre dans le site récepteur des tissus mous de la muqueuse buccale. L'implant est doté d'un manchon protecteur en plastique souple qui empêche l'acrylique polymérisé à froid de s'écouler dans le col de l'implant. 3 fraises sont conçues pour la pose d'implants.

> Fraise pour le site récepteur, fraise de finition acrylique, fraise pour la préparation des tissus :

Technique :

Deux rangées d'inserts sont généralement fabriquées dans la surface de support des tissus de la prothèse, l'une sur la crête de la région bicuspide vers l'arrière et l'autre sur la pente palatine. Les inserts doivent être suffisamment espacés. Ainsi, il n'y a pas d'empiètement des tissus entre eux et une bonne hygiène bucco-dentaire peut être maintenue.

Les sites sélectionnés sont marqués à l'aide d'un marqueur. La fraise pour sites récepteurs est utilisée pour préparer les 14 sites en une seule fois. Les inserts sont correctement positionnés lorsque la base du manchon de protection est en contact avec la base de la prothèse.

Le joint de moulage à froid est appliqué à l'aide d'un pinceau fin et pointu. Une fois que l'acrylique a durci, le manchon de protection est coupé sur deux côtés opposés à l'aide d'un scalpel pointu. Les manchons sont retirés à l'aide d'un hémostatique. La fraise à tailler l'acrylique est ensuite placée sur la tête de l'insert et l'excès de flash est éliminé.

Intervention chirurgicale :

Les pointes des inserts sont marquées au crayon indélébile.

Le palais est soigneusement séché, la prothèse est insérée et maintenue contre le tissu palatin sous pression. La position des inserts est directement transférée dans la cavité buccale.

Administrer l'AL au milieu de chaque marque. La fraise du site récepteur est placée dans une pièce à main ordinaire à contre-angle.

Le site est préparé par une rotation à faible vitesse de la fraise maintenue perpendiculairement aux tissus au niveau des repères de transfert. L'implant doit être dégagé de l'os afin de ne pas provoquer d'inconfort postopératoire. Insérer ensuite fermement la prothèse en position et la fermer au centre pendant 5 minutes. Retirer la prothèse et vérifier le site récepteur ; une zone de tissu blanchi en rouge peut être observée si un insert n'est pas correctement placé dans le site récepteur au milieu de ces zones.

Contrôle postopératoire 3 à 5 jours
Radiographie postopératoire pour vérifier l'espace entre la tête de l'insert et l'os sous-jacent. Le patient ne doit pas retirer la prothèse pendant 2 à 4 semaines ou à tout moment après sa mise en place afin de maintenir son contour, sinon elle perd sa forme.

CHAPITRE 10

MATÉRIAUX D'EMPREINTE, CONCEPTS ET TECHNIQUES POUR LES IMPLANTS DENTAIRES

Avec le développement de nouveaux instruments et de nouvelles techniques, il est devenu impératif de disposer de matériaux d'empreinte de meilleure qualité. Aujourd'hui, les dentistes ont le choix entre plusieurs matériaux d'empreinte, qui présentent leurs propres avantages et inconvénients. Le choix correct du matériau d'empreinte dépend des exigences du cas prothétique et d'autres facteurs tels que la stabilité dimensionnelle, la précision, l'élasticité, le temps de travail, les propriétés de manipulation et autres.

Les matériaux de prise d'empreinte peuvent être classés de plusieurs façons -

<u>Selon le réglage de la réaction...</u>
Irréversible (réaction chimique)
Plâtre de Paris , ZOE , Alginate , Elastomère non aqueux
Réversible (changements de température)
Matériaux thermoplastiques
Composé d'impression , Cire
Matériaux non thermoplastiques
Agar

<u>Selon l'élasticité</u>
Matériaux d'empreinte élastiques
Alginate , Agar , Elastomères non aqueux
Matériaux d'empreinte non élastiques
Composé d'empreinte , Plâtre d'empreinte ,Oxyde de zinc Eugénol ,Cire

<u>Selon la viscosité</u>
Matériaux mucostatiques
Plâtre d'empreinte , Agar , Alginate

Matériaux mucocompressifs

Composé d'impression

Exigences en matière de prothèses implantaires

- La stabilité dimensionnelle - définie comme la variation de la précision dans le temps - est un facteur important dans le choix d'un matériau d'empreinte. Un matériau d'empreinte idéal aurait une stabilité dimensionnelle parfaite et conserverait sa précision indéfiniment. Le matériau ne se déforme pas en peu de temps, ce qui permet de conserver la précision des détails.
- Précision - La précision du matériau d'empreinte est un facteur très important dans le choix des matériaux d'empreinte. Pour enregistrer les détails des tissus durs et mous, le matériau doit être fluide lorsqu'il est inséré dans la bouche du patient. Pour cela, le matériau doit avoir une faible viscosité et un certain degré de pseudoplasticité. Les changements dimensionnels qui se produisent pendant la prise du matériau affectent également la précision du matériau.
- Facteurs de manipulation - les matériaux d'empreinte peuvent être distribués de différentes manières. Certains ne nécessitent aucun mélange, tandis que d'autres nécessitent le mélange d'une poudre et d'eau, d'une pâte et d'un liquide, d'une pâte et d'une autre pâte. Lorsque les matériaux doivent être mélangés, ils sont d'abord proportionnés, puis mélangés. Les matériaux sont mélangés et se fixent soit par réaction chimique, soit par changement de température, ce qui peut être déterminé par le fabricant.
- La plus grande précision est obtenue si l'empreinte est coulée peu de temps après avoir été enlevée.
- Le polyéther absorbe l'eau et ne doit donc pas être stocké dans ce milieu.
- Les silicones d'addition sont très stables
- Le changement dimensionnel le plus important est observé avec les silicones de condensation.
- Les polysulfures rétrécissent considérablement après 24 heures
- Les silicones et les polyéthers sont ceux qui subissent le moins de variations dimensionnelles, c'est pourquoi ils doivent être utilisés pour la prise d'empreinte finale.

- Une déformation permanente du matériau d'empreinte peut être à craindre lorsque l'empreinte se déforme à partir de la zone de contre-dépouille de la coiffe de transfert d'empreinte indirecte lors de son retrait.
- 60 % de la déformation se produit lorsque l'empreinte élastomère est retirée d'une contre-dépouille de 1 mm en hauteur et en profondeur.
- Une déformation permanente ou un placement imprécis de la coiffe de transfert indirecte dans l'empreinte peut être éliminé en utilisant une coiffe de transfert d'empreinte directe pour l'empreinte finale.

<u>Procédures de prise d'empreinte pour les patients édentés</u>

- Retirer les capuchons de cicatrisation à l'aide du tournevis hexagonal interne.
- Rincer les débris et nettoyer la zone autour du pilier.
- Placer les coiffes d'empreinte coniques à l'aide du tournevis à friction. Sélectionner le porte-empreinte de taille appropriée normalement utilisé pour la dentition naturelle.
- Les porte-empreintes pour édentés ne prévoient pas d'espace pour les coiffes d'empreinte.
- Prise d'empreinte à l'alginate
- Inspecter l'empreinte pour s'assurer de la reproduction exacte des coiffes d'empreinte et rincer la salive de l'empreinte.
- Connecter les répliques de piliers à chaque coiffe d'empreinte conique
- Glisser chaque réplique de l'unité de coiffe dans l'empreinte.
- Vibrer légèrement lors du versement de l'empreinte.
- Récupérer le plâtre et retirer les coiffes d'impression
- Plaque de diagnostic complétée
- Relier les coiffes d'empreinte carrées avec les goupilles de guidage de longueur moyenne ou longue.
- Obturer les coiffes d'empreinte avec deux épaisseurs de cire pour plaque de base.
- Veillez à laisser les têtes des goupilles de guidage exposées

- Lubrifier le moule et adapter la résine du plateau sur le moule
- Réaliser une gouttière sur mesure pour un arc complet et laisser les têtes des broches de guidage apparentes.
- Agrandir les trous d'accès à la tige de guidage à environ 5,0 mm de diamètre.
- Finir les bordures du plateau.
  - Retirer les capuchons de cicatrisation et connecter la coiffe d'empreinte carrée avec les goupilles de guidage moyennes.
  - Essayer dans le plateau pour vérifier l'intra-oralité.
  - Injecter le matériau d'empreinte autour de chaque coiffe d'empreinte et des tissus environnants.
  - Remplir le porte-empreinte avec le reste du matériau d'empreinte.
  - Placer le porte-empreinte en position intra-orale et essuyer l'excès de matériau d'empreinte afin d'exposer les broches de guidage.
  - Contrôler la précision de l'empreinte et vérifier qu'il n'y a pas de matériau d'empreinte entre les coiffes d'empreinte et les cylindres de pilier.
  - Connecter les répliques de piliers à chaque coiffe d'empreinte
  - Perler l'empreinte et utiliser une technique de double coulée
  - Après la deuxième coulée et la prise de la pierre, dévisser les goupilles de guidage.
  - Séparer la distribution de l'impression
  - Ajuster et compléter le moulage principal.

Références

L'OCCLUSION DANS LES IMPLANTS

Le développement d'une occlusion appropriée joue un rôle vital dans la réussite de l'implant et de la prothèse qui lui est attachée. L'occlusion est essentielle pour la longévité de l'implant en raison de la nature de l'attachement à l'implant à surface en titane. Dans la dentition naturelle, le ligament parodontal a la capacité d'absorber le stress ou de permettre le mouvement de la dent, mais l'interface os-implant n'a apparemment pas la capacité de permettre le mouvement de l'implant. Toute contrainte due à l'occlusion doit être entièrement supportée par l'interface. Si la force occlusale dépasse la capacité de l'interface à absorber les contraintes, l'implant échouera.

En raison des conditions particulières propres aux implants, il est important de comprendre et de développer une occlusion qui exerce une contrainte minimale sur l'interface osseuse de l'implant et sur la prothèse.

Plus précisément, l'occlusion doit être considérée sous trois angles principaux : les *déterminants de l'occlusion, la* conception et les matériaux de l'occlusion et les *forces occlusales* et leur *transmission* aux tissus de soutien.

CONSIDÉRATIONS ANATOMIQUES

I. **Forme d'arc :**

Il décrit la configuration de l'arcade vue de l'aspect occlusal. Il s'agit de la forme géométrique de l'arcade dentaire. Les différences dans la forme de l'arcade, qui varie du carré au V, affectent les positions dans lesquelles les implants peuvent être placés. L'occlusion qui en résulte est affectée par la forme opposée de l'arcade. Dans les zones postérieures, l'écart entre les crêtes maxillaire et mandibulaire peut empêcher la formulation d'une occlusion idéale et il peut s'avérer nécessaire de développer une occlusion de type occlusion croisée.

II. **Distance entre les arcades et relation entre les mâchoires :**

La distance entre les arcades ou les crêtes peut empêcher le développement d'un schéma occlusal acceptable. La diminution de l'espace disponible peut influencer le type de forme de dent utilisé. Ainsi, la forme de la dent dicte le type d'occlusion développé. Une augmentation de l'espace interarcade nécessite une attention particulière aux forces latérales agissant sur les implants en raison de l'augmentation de la longueur du bras de levier qui en résulte. *L'importance accordée au rapport entre la couronne et la racine des dents naturelles peut être tout aussi importante dans la projection d'un rapport entre l'implant et la couronne.* Pour tenter de réduire les forces latérales sur les implants, il faut modifier le schéma occlusal. Il est essentiel de maintenir une distance interarcade correcte en établissant la dimension verticale de l'occlusion et en permettant une position de repos distincte.

III. **Attaches des tissus mous :**

La santé des tissus mous est influencée par le schéma occlusal développé. L'entretien des tissus mous autour des structures de soutien d'une prothèse a toujours occupé une place centrale dans les procédures de restauration. Développer une occlusion non traumatisante pour les tissus mous en concevant une forme occlusale qui réduit la charge sur les implants, est complétée par des contours appropriés pour éviter de traumatiser les tissus mous environnants, et assure des embrasures ouvertes pour faciliter l'entretien des tissus mous par le patient tout en adhérant à des exigences esthétiques strictes.

IV. **Orientation du plan occlusal** :. Pour les patients porteurs d'implants, l'importance de la résorption des crêtes alvéolaires résiduelles, l'emplacement de l'os disponible pour la pose de l'implant, les considérations esthétiques et biomécaniques influencent le développement d'un plan occlusal acceptable.

Il faut toujours garder à l'esprit que l'arcade sur laquelle les implants sont posés devient généralement l'arcade dominante. Le plan d'occlusion doit être élaboré en tenant compte de ce fait lorsque l'arcade opposée a reçu une prothèse implantaire.

V. **Mouvements mandibulaires** :

Les mouvements de la mandibule qui ne sont pas normaux influencent également le développement du plan occlusal. En fonction des besoins individuels des patients, de l'état dentaire existant et des dossiers obtenus, la **fonction de groupe ou la disclusion des cuspides** peut être utilisée pour atteindre l'objectif de dissipation des forces latérales.

VI. **Angle de guidage condylien et angle de guidage incisif** :

Quelle que soit la philosophie occlusale suivie, l'angle condylien doit être enregistré afin que l'occlusion développée soit en harmonie avec les angles. Le guide incisif, contrôlé par le clinicien, joue un rôle clé dans la mise en place correcte de la dentition antérieure. La hauteur de la cuspide, son angulation et les courbes de compensation sont influencées par ces déterminants et affectent le résultat esthétique final.

VII. **Phonétique** : La position des dents et le contour du palais sont liés à la mise en place non intrusive des implants dans une articulation correcte avec la langue qui doit entrer en contact avec ces structures pour obtenir une élocution favorable. Les variations d'articulation nécessaires à la production de certains sons doivent être prises en compte lors de l'élaboration du schéma occlusal.

VIII. **Schémas occlusaux** :

L'objectif d'un schéma occlusal est de maintenir la charge occlusale qui a été transférée au corps de l'implant dans les limites physiologiques du patient. Le dentiste implantaire peut dissiper ces forces en choisissant la *taille, le nombre et la position* appropriés *de l'implant, en utilisant des éléments de soulagement des contraintes*, en *augmentant la densité osseuse par une mise en charge progressive et en choisissant le schéma occlusal approprié. Les* schémas occlusaux idéaux acceptés comprennent l'**occlusion équilibrée, l'occlusion à protection mutuelle** et l'occlusion à fonction de groupe.

<u>OCCLUSION POUR LES PROTHÈSES OSTÉO-INTÉGRÉES :</u>
Objectifs :
1) Forces directes dans l'axe long de l'implant.
2) Minimiser les forces latérales sur l'implant.
3) Si nécessaire, placer les forces latérales aussi loin que possible dans l'arcade.
4) Lorsqu'il est impossible de minimiser les forces latérales antérieures, il faut les répartir sur le plus grand nombre possible de dents et d'implants.

LES SCHÉMAS OCCLUSAUX :
<u>OCCLUSION MUTUELLEMENT PROTÉGÉE :</u>
Selon le **GPT-7, il s'agit d'*un schéma occlusal dans lequel les dents postérieures empêchent un contact excessif avec les dents antérieures lors d'une intercuspation maximale et où les dents antérieures désengagent les dents postérieures dans tous les mouvements excessifs de la mandibule.***

Ce schéma occlusal a été préconisé par **Stuart et Stallard (1960), sur la base des travaux de D'Amico.** Le guidage antérieur est essentiel à la réussite de ce schéma occlusal.

Les caractéristiques de MPO sont les suivantes
5) Contact uniforme de toutes les dents autour de l'arcade lorsque l'apophyse condylienne mandibulaire est dans sa position la plus supérieure.
6) Contacts stables entre les dents postérieures avec des forces résultantes dirigées verticalement
7) CR coïncidant avec l'intercuspation maximale
8) Pas de contact des dents postérieures dans les mouvements latéraux ou protrusifs.

En intercuspation maximale, les dents postérieures protègent les dents antérieures. Dans les mouvements de protrusion, les dents antérieures protègent les dents postérieures et, dans les mouvements latéraux, la canine protège les dents postérieures. <u>*Ce type d'occlusion peut être utilisé pour les prothèses à ancrage osseux complet et les prothèses libres postérieures soutenues par des implants ostéo-intégrés.*</u>

Les mouvements excentriques de la mandibule sont guidés par les canines, sauf en cas de protrusion, de sorte que la canine est un élément clé de l'occlusion. Les preuves anatomiques en faveur de la canine en tant qu'élément clé comprennent le **bon rapport C-R, la quantité d'os compact entourant la dent et l'emplacement de l'articulation temporo-mandibulaire, qui** subit donc moins de stress.

Le terme d'occlusion mutuellement protégée a été modifié en ***"OCCLUSION ORGANIQUE" par Stallard et Stuart en 1961.*** Dans l'occlusion organique, la position de la CR et la MI coïncident. Chaque cuspide fonctionnelle est en contact avec la fosse occlusale en 3 points, tandis que les dents antérieures se désocculte de 25 µ. Dans le mouvement protrusif, les 4 incisives maxillaires guident la mandibule et désocculte les dents postérieures.

OCCLUSION LINGUALE :

Il a été préconisé par **GYSI** en raison de sa capacité à diriger les forces de mastication verticalement sur la crête. Le schéma occlusal est basé sur l'utilisation de la cuspide linguale maxillaire comme cuspide de timbre, qui est en occlusion avec une fosse centrale mandibulaire peu profonde. La cuspide buccale maxillaire et la cuspide linguale mandibulaire ne sont à aucun moment en contact. Il en résulte une occlusion de type ***mortier et pilon.***

Avantages :

1) L'interdigitation de type mortier et pilon permet une mastication efficace des aliments. La forte inclinaison des cuspides maxillaires réduit la nécessité d'un mouvement horizontal défavorable lors de la mastication.

2) L'élimination de la fonction de la pointe de la cuspide mandibulaire élimine le potentiel d'interférences latérales dans les mouvements d'excursion.

3) Une cuspide buccale maxillaire plus courte élimine son interférence dans le mouvement excursif.

4) Le nombre limité de contacts occlusaux sur chaque dent rend la tâche d'établir une distribution uniforme des forces plus facile et plus réalisable.

Inconvénients :

1) L'occlusion linguale est moins naturelle que l'occlusion cuspide-fossette.
2) Il y a une réduction possible de l'efficacité de la mastication.

ARTICULATION BILATÉRALEMENT ÉQUILIBRÉE :

Il est défini **comme le *contact occlusal bilatéral, simultané, antérieur et postérieur des dents en position centrée et excentrée.***

L'articulation équilibrée a toutes les dents en contact en intercuspation maximale et pendant les mouvements excentriques. On parle d'occlusion totalement équilibrée ou d'occlusion équilibrée bilatérale. Elle est idéale pour les prothèses complètes, mais elle est fréquemment utilisée dans les traitements prothétiques ostéo-intégrés.

Lorsque les principes de B.B.A. ont été appliqués à la dentition naturelle et au FPD, ils se sont avérés extrêmement difficiles à réaliser, même avec une grande attention aux détails et des articulateurs sophistiqués.

En outre, un taux d'échec élevé a été enregistré,
- *Une augmentation du taux d'usure occlusale.*
- *Augmentation de la dégradation parodontale*
- *Perturbation neuromusculaire*

Les mouvements masticatoires pour B.A sont basés sur la théorie selon laquelle les forces sont générées horizontalement plutôt que verticalement. Les mouvements masticatoires génèrent sur les dents des forces latérales néfastes d'un point de vue parodontal. Pour réduire les pressions latérales, il faut les répartir largement afin de limiter les forces de manière physiologique. Pour ces raisons, une zone de contact maximale en intercuspation et dans tous les mouvements excentriques est nécessaire.

Pendant l'intercuspation maximale et les mouvements excentriques de la mandibule, toutes les dents sont en contact en BA. Ce schéma occlusal permet de répartir les forces latérales entre toutes les dents et tous les condyles pendant la mastication. Il permet d'équilibrer les dents et les arcs transversaux. Il peut être utilisé pour les prothèses de recouvrement soutenues par des implants ostéo-intégrés.

OCCLUSION FONCTIONNELLE DE GROUPE :

Il est défini *comme des **relations de contact multiples entre les dents maxillaires et mandibulaires dans les mouvements latéraux du côté travail, où le contact simultané de plusieurs dents agit comme un groupe pour distribuer les forces occlusales.***

SHCHUYLER (1929) a présenté les principes fondamentaux de l'occlusion de groupe. Ce type d'occlusion se produit lorsque toutes les crêtes faciales des dents du côté travaillant ne sont pas en contact. Dans ce type d'occlusion, un contact excessif se produit entre toutes les dents postérieures opposées, uniquement du côté latérotrusif (qui travaille). Du côté médiotransgressif (qui ne travaille pas), aucun contact ne se produit jusqu'à ce que la mandibule ait atteint la relation centrique.

Dans cette disposition occlusale, la charge est répartie entre les supports parodontaux de toutes les dents postérieures du côté qui travaille. Les dents postérieures du côté qui ne travaille pas n'entrent pas en contact lors d'un mouvement excessif. En cas de mouvement

protrusif, il n'y a pas de contact entre les dents postérieures.
LONG CENTRIC :

L'idée de permettre une certaine liberté de mouvement dans les directions antérieure et postérieure est connue sous le nom de "long centric".

Schuyler pensait qu'il était important que les dents postérieures aient un contact de glissement harmonieux lorsque la mandibule se déplace de la relation centrique vers l'avant pour établir un contact avec les dents antérieures.

Le centrage long correspond à un **espace libre de 0,5 à 0,75 µm** entre l'intercuspation maximale et la position CR sans modification de la dimension verticale de l'occlusion. Ce type d'occlusion crée une stabilité incertaine avec le glissement antéropostérieur. Mais lors du partage de la charge du côté travail, la molaire supporte une charge plus importante et toutes les dents ne partagent pas la même quantité de charge.
Les **caractéristiques** de ce type d'occlusion sont les suivantes :

1) Les dents doivent être soumises à des contraintes le long de leur grand axe.
2) La contrainte totale doit être répartie entre les segments de la dent lors des mouvements latéraux.
3) Il convient de maintenir un espace interocclusal adéquat.
4) Contacts dentaires dans le mouvement latéral sans interférence

Les caractéristiques de l'occlusion de la fonction de groupe comprennent :

1) Théorie du centrage long
2) Le concept selon lequel toutes les dents latérales actives partagent la pression latérale lors des mouvements latéraux.
3) Le concept de dents latérales non travaillantes exemptes de contacts lors des mouvements latéraux.

L'OCCLUSION PROTECTRICE DE L'IMPLANT (IPO) :

Ce concept a été présenté précédemment comme **"occlusion linguale positionnée médialement"** et a été développé par ***MISCH***. Ce concept fait référence à un plan occlusal souvent unique et spécifiquement conçu pour la restauration d'implants endo-osseux, offrant un environnement propice à une meilleure longévité clinique de l'implant et de la prothèse.

Il existe quatre facteurs principaux pour l'OIP, à savoir

a) *Largeur de la table occlusale*
b) *Contour de la couronne en fonction du type d'os*

c) *Influence de la surface*

d) *Conception de l'arc le plus faible*

Largeur de la table d'occlusion :

Une table occlusale large favorise les contacts décalés pendant la mastication ou la parafonction. Les implants à forme radiculaire plus large peuvent accepter une gamme plus étendue de contacts occlusaux verticaux tout en transmettant des forces moindres au site per-muqueux en cas de charges décalées. Par conséquent, dans l'IPO, *la largeur de la table occlusale est directement liée à la largeur du corps de l'implant. Plus la* table occlusale est large, plus la force développée par le système biologique pour pénétrer le bol alimentaire est importante. Les restaurations imitant l'anatomie occlusale des dents naturelles entraînent souvent des charges décalées, des soins à domicile compliqués et un risque accru de fracture de la porcelaine. Par conséquent, dans les régions non esthétiques de la bouche, la table occlusale doit être réduite en largeur par rapport aux dents naturelles.

Le contour de la couronne dépend du type d'os :

Une fois les dents maxillaires perdues, la largeur de la crête édentée se résorbe en direction médiane au fur et à mesure de son évolution. Le site permucosal de l'implant maxillaire postérieur peut être lingual par rapport aux dents naturelles mandibulaires opposées. L'implant maxillaire postérieur est le plus souvent placé sous la région de la fosse centrale des dents naturelles dans l'os de division A.

Un implant maxillaire opposé à une molaire mandibulaire naturelle peut avoir la cuspide buccale inférieure comme contact primaire avec la fosse centrale de la couronne de l'implant maxillaire. La face linguale de la couronne de l'implant maxillaire est souvent réduite en hauteur et en largeur lorsque l'implant se trouve sous la fosse centrale du maxillaire, afin de réduire les charges de décalage lingual dans la région postérieure.

Le premier contact d'occlusion sur un implant mandibulaire dans un os de division B opposé à une dent maxillaire postérieure naturelle est la cuspide linguale de la dent maxillaire postérieure. La pointe de la cuspide linguale maxillaire est modifiée pour charger le corps de l'implant plus axialement. La cuspide buccale de la couronne de l'implant mandibulaire est située sur le corps de l'implant de la division B, plus médial, afin de réduire considérablement la table occlusale.

L'implant mandibulaire de la division B en position médiane peut même nécessiter une couronne à cuspide unique directement sur le corps de l'implant.

En conclusion, le corps de l'implant doit être mis en charge dans une direction axiale. Dans une division de la crête maxillaire, l'implant peut être placé sous la région de la fosse centrale des dents naturelles. En conséquence, la cuspide buccale des dents naturelles de l'arcade mandibulaire est la cuspide occlusale dominante. Le contour palatin de la couronne de l'implant maxillaire postérieur est réduit pour éliminer les charges de décalage.

La position de la cuspide buccale doit rester similaire à celle de la dent d'origine pour une bonne esthétique et doit rester en dehors de l'occlusion en relation centrée et de toutes les excursions mandibulaires. Lorsque la résorption se poursuit, la crête évolue vers les divisions B, C ou D. La cuspide palatine maxillaire devient la principale zone de contact, située directement au-dessus du corps de l'implant.

Par conséquent, les contacts occlusaux diffèrent de ceux d'une dent naturelle et peuvent même être positionnés plus médialement que les cuspides palatines naturelles lorsque l'implant est placé dans un os de division C ou D.

Influence de la surface :

Lorsque des implants de surface réduite sont soumis à des charges angulaires ou accrues, il est possible de minimiser l'ampleur des contraintes et des déformations dans les tissus interfaciaux en plaçant un implant supplémentaire dans la région concernée, ce qui réduira certaines des complications.

Les implants radiculaires de diamètre plus large ont une plus grande surface de contact avec l'os au niveau de la crête que les implants étroits. Par conséquent, pour une charge occlusale donnée, la contrainte mécanique au niveau de la crête est réduite avec des implants plus larges qu'avec des implants étroits.

Conception de l'arc le plus faible :

Toute structure technique complexe échoue généralement à son "maillon le plus faible" et les implants dentaires ne font pas exception à la règle. Ainsi, toutes les décisions relatives à la planification du traitement pour l'IPO doivent être fondées sur un examen minutieux des éléments suivants

1) *Identifier le maillon faible de la restauration globale*
2) *Établir des schémas occlusaux et prothétiques pour protéger cette composante de la structure.*

Le concept occlusal du "composant le plus faible" s'applique également à la plupart des reconstructions implantaires du maxillaire antérieur. Le maxillaire antérieur restauré par implant est souvent la partie la plus faible de toutes les autres régions de la bouche reconstruites ou dotées de dents naturelles.

Les méthodes permettant de réduire les forces exercées sur les implants maxillaires antérieurs opposés à une dentition fixe ou à une restauration comprennent des forces excursives réparties sur au moins deux implants attelles.

MATÉRIAUX OCCLUSAUX :

Les matériaux choisis pour la surface occlusale de la prothèse affectent la transmission des forces et le maintien des contacts occlusaux. Les matériaux occlusaux peuvent être évalués en fonction de l'esthétique, de la force d'impact, d'une charge statique, de l'efficacité de la mastication, de l'usure par fracture, des exigences en matière d'espace interarcade et de la précision des moulages. Les trois groupes de matériaux occlusaux les plus courants sont la porcelaine, l'acrylique et le métal.

	Porcelain	Gold	Resin
1) Esthetics	+	-	+
2) Impact force	-	+	+
3) Static load	±	±	±
4) Chewing efficiency	+	+	-
5) Fracture	-	+	-
6) Wear	+	+	-
7) Interach space	-	+	-
8) Accuracy	-	+	-

Skalak explique : *"Une prothèse rigide est préférable à une prothèse souple dans la superstructure qui est soutenue par des implants ostéo-intégrés et répartira les charges plus efficacement sur les piliers de soutien. L*'utilisation d'un matériau absorbant les chocs, tel que la résine acrylique sous forme de dents artificielles à la surface de la prothèse, peut fournir une protection adéquate contre les chocs à la connexion rigide et étroite d'un implant ostéo-intégré à l'os de soutien.

Pour réduire ces pics de force, l'énergie doit être diffusée par une couche de matériau plus souple placée sur la trajectoire de transmission de la force. La résine, sous forme de plastique

a un module d'élasticité beaucoup plus faible que les métaux et fournit un amortissement interne pour réduire les forces d'impact.

CHAPITRE 11

PÉRI-IMPLANTITE

Les altérations pathologiques des tissus en contact avec un implant dentaire relèvent de la définition de la pathologie péri-implantaire.

Le développement d'un processus inflammatoire limité aux tissus mous péri-implantaires peut être défini comme une mucosite péri-implantaire.

La perte osseuse péri-implantaire progressive due à une pathologie inflammatoire dans les tissus mous est appelée péri-implantite.

La dégradation du tissu péri-implantaire peut être le résultat d'une action microbienne ainsi que d'une surcharge biomécanique et occlusale.

MUQUEUSE PÉRI-IMPLANTAIRE NORMALE

Les tissus muqueux autour des implants intra-osseux forment une bande étroitement adhérente composée d'une lamina propria collagénique dense recouverte d'un épithélium kératinisant pavimenteux stratifié. La jonction implant-épithélium est analogue à l'épithélium fonctionnel autour des dents naturelles, dans la mesure où les cellules épithéliales s'attachent à l'implant en titane au moyen d'hémidesmosomes et d'une lame basale.

L'examen histologique des coupes a révélé que les deux unités de tissus mous, la gencive et la muqueuse péri-implantaire, ont plusieurs caractéristiques communes. L'épithélium oral de la gencive est bien kératinisé et est en continuité avec un épithélium jonctionnel lisse qui fait face à la couronne de la dent et se termine à la jonction cémento-émail (flèche). Le tissu conjonctif supra-alvéolaire a une hauteur d'environ 1mm(flèche) et le ligament parodontal une largeur d'environ 0,2-0,3 mm. Les principales fibres

s'étendent en éventail à partir du cément radiculaire dans les tissus mous et durs du parodonte marginal.

La surface externe de la muqueuse péri-implantaire est également recouverte d'un épithélium oral bien kératinisé qui, au niveau du bord marginal (flèche), se connecte à un épithélium barrière faisant face à la partie pilier de l'implant. L'épithélium de barrière n'est épais que de quelques couches cellulaires et se termine à environ 2 mm en apical de la marge des tissus mous. Dans une zone d'environ 1 à 1,5 mm de hauteur, entre le niveau apical de l'épithélium de barrage et la crête osseuse alvéolaire, le tissu conjonctif semble être en contact direct avec la couche de TiO_2 de l'implant. Les fibres de collagène proviennent du périoste de la crête osseuse et s'étendent vers la marge du tissu mou dans des directions parallèles à la surface du pilier.

Les fibres de collagène ne sont pas attachées et sont parallèles à la surface de l'implant, en raison de l'absence de cément. Il s'agit d'une différence importante entre les tissus périimplantaires et parodontaux. Cependant, certains rapports ont suggéré que les irrégularités et les porosités microscopiques telles que celles trouvées sur les surfaces de titane pulvérisées au plasma peuvent favoriser l'apparition de fibres orientées perpendiculairement à la surface de l'implant.

La mucosite péri-implantaire est un terme utilisé pour décrire les réactions inflammatoires réversibles dans la muqueuse adjacente à un implant. Dans la lésion de la muqueuse péri-implantaire, la dégradation des tissus qui s'est produite pendant les trois mois d'exposition à la plaque n'a pas été entièrement rétablie par des événements réparateurs.

La péri-implantite se définit comme un processus inflammatoire qui affecte les tissus autour d'un implant ostéo-intégré au niveau de la fonction, et les tissus au niveau de la perte de l'os de soutien.

RÉSULTATS MICROBIOLOGIQUES DE LA PÉRIIMPLANTITE:-

La flore bactérienne est associée à la parodontite et à la périimplantite. Il a été démontré que les pathogènes associés à la maladie parodontale sont une flore anaérobie à Gram négatif et à pigmentation noire. Les implants défaillants se caractérisent cliniquement par une mobilité accrue, une radiotransparence périimplantaire et des profondeurs de sondage supérieures à 6 mm, associées à la pathogenèse parodontale, notamment Actinobacillus actinomycetemcomitans, prevotella intermedia.

FACTEURS ÉTIOLOGIQUES

Deux facteurs étiologiques principaux sont aujourd'hui reconnus comme responsables de la perte osseuse marginale péri-implantaire :

> Infection bactérienne

> Surcharge biomécanique

> Surcharge biomécanique

La perte osseuse au niveau de l'aspect coronal des implants peut résulter d'une surcharge biomécanique et des microfractures qui en résultent au niveau de l'aspect coronal de l'interface entre l'implant et l'os. La perte d'ostéointégration dans cette région entraîne une descente apicale de l'épithélium et du tissu conjonctif. La vitesse et le degré de perte de contact entre l'implant et l'os dépendent de la fréquence et de l'ampleur de la charge occlusale ainsi que de l'invasion bactérienne superposée.

LES INFECTIONS BACTÉRIENNES

La plupart des auteurs ont supposé que les maladies péri-implantaires (mucosite, péri-implantite) sont comparables aux maladies parodontales en ce sens qu'elles sont principalement provoquées par la plaque. Si la plaque s'accumule à la surface de l'implant, le tissu conjonctif sous-épithélial est infiltré par un grand nombre de cellules inflammatoires et l'épithélium apparaît ulcéré et peu adhérent. Lorsque le front de plaque continue à migrer vers le haut, les signes cliniques et radiographiques de destruction des tissus sont observés autour des implants et des dents. Cependant, la taille de la lésion inflammatoire des tissus mous et la perte osseuse sont plus importantes autour des implants.

Autres facteurs étiologiques et modificateurs possibles

Outre l'infection bactérienne et la charge biomécanique excessive, d'autres cofacteurs étiologiques et modificateurs ont été considérés comme des initiateurs potentiels de la maladie péri-implantaire.

> Forme et surface de l'implant
> Attachement des tissus mous péri-implantaires

CLASSIFICATION -

> Péri-implantite - Classe 1

Légère perte osseuse horizontale avec des défauts péri-implantaires minimes

> Péri-implantite - Classe 2

Perte osseuse horizontale modérée avec défauts verticaux isolés

> Péri-implantite - Classe 3

Perte osseuse horizontale modérée à avancée avec des défauts osseux larges et circulaires.

> Péri-implantite - Classe 4

Perte osseuse horizontale avancée avec des défauts verticaux larges et circonférentiels, ainsi qu'une perte de la paroi osseuse buccale et/ou vestibulaire.

DIAGNOSTIC DE LA RUPTURE DU TISSU DE L'IMPLANT :-

Pour diagnostiquer un site implantaire compromis, il a été suggéré de mesurer les tissus mous à l'aide de sondes manuelles ou automatisées. Une sonde avec un diamètre de pointe de 0,5 mm a été insérée dans la "poche" buccale avec une force standardisée de 0,5 N. La profondeur de la sonde était nettement plus importante que sur le site de la dent, à savoir 2,0 mm. La pointe de la sonde a été constamment positionnée profondément dans l'interface tissu conjonctif/abutment et à l'aplomb de l'épithélium de barrière. La distance entre la pointe de la sonde et la crête osseuse au niveau des sites dentaires était d'environ 1,2 mm. La distance correspondante sur le site de l'implant était de 0,2 mm

Cela signifie qu'au niveau des sites d'implantation, la sonde est presque entrée en contact avec la crête osseuse. Ces observations permettent de conclure que l'attachement entre la surface de l'implant et la muqueuse était plus faible que l'attachement correspondant entre la dent et la gencive, et qu'il faut être prudent lorsque l'on compare les données des mesures de la profondeur de palpage des sites dentaires et des sites implantaires.

GESTION

En fonction de l'étiologie du problème, un traitement spécifique est choisi. Lorsque les forces biomécaniques sont considérées comme les principaux facteurs étiologiques de la perte osseuse péri-implantaire, le traitement est entrepris en deux phases.

La première phase comprend une analyse de l'adaptation de la prothèse, du nombre et de la position des implants, ainsi qu'une évaluation occlusale. Les modifications de la conception de la prothèse, l'amélioration du nombre et de la position des implants peuvent arrêter la progression de la dégradation des tissus péri-implantaires.

Pour éliminer les poches profondes de tissus mous péri-implantaires ou pour régénérer l'os autour de l'implant, des techniques chirurgicales peuvent être employées dans une deuxième phase du traitement. Une maladie péri-implantaire causée par une infection bactérienne est également traitée en plusieurs phases. La première phase permet de contrôler l'infection bactérienne aiguë et de réduire l'inflammation présente dans les tissus. Le traitement comprend un débridement mécanique, une thérapie antimicrobienne localisée et/ou systémique et une meilleure hygiène bucco-dentaire jusqu'à ce qu'un site péri-implantaire sain soit établi. La deuxième phase comprendra la procédure chirurgicale.

PHASE INITIALE DU TRAITEMENT DE LA PÉRIIMPLANTITE

Thérapie occlusale

Lorsque des forces excessives sont considérées comme le principal facteur étiologique de la perte osseuse péri-implantaire, le traitement implique une analyse de l'adaptation de la prothèse, du nombre et de la position des implants, ainsi qu'une évaluation occlusale. Les modifications de la conception des prothèses, l'amélioration du nombre et de la position des implants et l'équilibrage occlusal peuvent contribuer à arrêter la progression de la dégradation des tissus péri-implantaires.

THÉRAPIE ANTI-INFECTIEUSE

Le traitement non chirurgical de l'infection bactérienne périimplantaire comprend l'élimination locale des dépôts de plaque à l'aide d'instruments en plastique et le polissage de toutes les surfaces accessibles à l'aide d'une pierre ponce ; l'irrigation sous-gingivale de toutes les poches périimplantaires avec de la chlorhexidine à 0,12 % ; un traitement antimicrobien systémique pendant 10 jours consécutifs ; et une meilleure observance de l'hygiène bucco-dentaire par le patient jusqu'à ce qu'un site périimplantaire sain ait été établi.

TECHNIQUES CHIRURGICALES POUR LE TRAITEMENT DE LA PÉRIIMP1ANTITE

Les techniques chirurgicales actuellement préconisées pour contrôler les lésions périimplantaires sont modifiées par rapport aux techniques utilisées pour traiter les défauts osseux autour des dents. Le type et la taille du défaut osseux doivent être identifiés avant de décider de la modalité de traitement appropriée. Par conséquent, les défauts sont sondés et sondés sous anesthésie locale, et les radiographies sont évaluées afin que le plan de traitement chirurgical soit finalisé immédiatement avant le début de la procédure. Cela permet de déterminer si l'implant sera retiré ou si une chirurgie de type résectif ou une procédure régénérative sera utilisée.

La thérapie résective est utilisée pour réduire les poches, corriger l'architecture osseuse négative et les surfaces rugueuses des implants, et augmenter la surface de gencive kératinisée si nécessaire. La thérapie régénérative est également utilisée pour réduire les poches, mais avec l'objectif ultime de régénérer le tissu osseux perdu. Comme pour le traitement de certains types de parodontite, les antibiotiques systémiques ont été préconisés comme régime de soutien pendant la phase de traitement de la maladie péri-implantaire. Les antibiotiques fréquemment utilisés sans test de sensibilité sont la doxycycline et le métronidazole.

THÉRAPIE DE RÉSECTION PÉRI-IMPLANTAIRE

Le type de défaut osseux doit être identifié avant de décider de la modalité de traitement. Les techniques de lambeau en position apicale et la thérapie de résection osseuse sont utilisées pour corriger la perte osseuse horizontale et les défauts osseux verticaux modérés et pour réduire la profondeur globale de la poche. L'accès à la zone chirurgicale est assuré par des lambeaux de pleine épaisseur ou de demi-épaisseur. Une fois le lambeau soulevé, on procède à la dégranulation du défaut osseux. Il faut veiller à éviter tout contact entre l'implant et les instruments métalliques. La surface de l'implant peut maintenant être préparée à l'aide de produits chimiques et d'abrasifs à air. La préparation de la surface de l'implant s'effectue par l'application d'un jet d'air d'un abrasif en poudre pendant 60 secondes au maximum sur la surface de l'implant, suivie d'une irrigation abondante à l'aide d'une solution saline. On applique ensuite de l'acide citrique sursaturé pendant 30 secondes, suivi d'une nouvelle irrigation avec une solution saline.

IMPLANTOPLASTY

Souvent, l'effort pour niveler l'os et positionner apicalement les tissus mous pendant le traitement chirurgical de la péri-implantite conduit à l'exposition de la surface rugueuse de l'implant. Ces surfaces rugueuses ont tendance à accumuler la plaque, elles doivent donc être lissées et polies. Des pierres diamantées bien refroidies peuvent être utilisées pour poncer les couches ou les filets de plasma sur la surface de l'implant, le polissage final étant effectué à l'aide de disques en caoutchouc (Jovanovic 1990).

PERI - THÉRAPIE RÉGÉNÉRATIVE DES IMPLANTS :

Un nombre croissant de rapports ont montré que le traitement des défauts osseux péri-implantaires autour des implants dentaires fonctionnels était couronné de succès. Pour parvenir à la régénération du tissu osseux perdu et à la ré-ostéointégration, des techniques de régénération osseuse guidée (ROG) et de greffe osseuse ont été proposées. Dans plusieurs études expérimentales et cliniques, le principe de régénération osseuse guidée utilisant une membrane de polytétrafluoroéthylène expansé non résorbable a été utilisé pour la guérison des défauts osseux observés au moment de la pose de l'implant et autour d'implants défaillants

La régénération de l'os semble être favorisée si la zone est isolée de l'environnement buccal. Il est donc recommandé de retirer la prothèse de l'implant 4 à 8 semaines avant la procédure chirurgicale de régénération pour permettre un respect optimal des procédures d'hygiène bucco-dentaire et pour que les tissus mous s'affaissent et guérissent sur le site de l'implant avec une vis de couverture nouvellement fixée en place. Au moment de la chirurgie régénératrice, le traitement chirurgical comprend la préparation de la surface de l'implant à l'aide d'un abrasif à poudre d'air pendant 30 à 60 secondes et l'application d'une solution d'acide citrique sursaturée pendant 30 à 60 secondes. Un rinçage approfondi de la zone chirurgicale est ensuite effectué à l'aide d'une solution saline. *Une* membrane est ensuite taillée pour dépasser de 3 à 4 mm les bords du défaut osseux. Un trou (3 mm) a été percé au centre rigide de la membrane, ce qui a permis de l'attacher aux fixations. Les défauts osseux ont été entièrement recouverts par la membrane. Si le défaut est important, des greffons (os lyophilisé déminéralisé et HA) ont été placés pour soutenir la membrane. Un lambeau de tissu mou intact peut être utile pour sceller les tissus péri-implantaires pendant la période de cicatrisation. Une incision crestale est alors utilisée pour la conception du lambeau.

La phase chirurgicale a ensuite été suturée étroitement au col de l'implant. La phase chirurgicale a été soutenue par l'administration systémique de 250 mg de tétracycline HCL toutes les 6 heures pendant 1 semaine. Après 5 à 8 semaines, la membrane a été retirée et les patients ont été soumis à un programme d'entretien strict.

La membrane a été retirée chirurgicalement 6 semaines plus tard. Le défaut osseux antérieur s'est complètement comblé avec du tissu régénérant.

SUCCÈS ET ÉCHECS DES IMPLANTS

Des complications peuvent survenir dans le domaine de la dentisterie implantaire. Elles sont le plus souvent dues au vieillissement, à l'évolution de l'état de santé, à l'usure à long terme, à de mauvais soins à domicile et à un entretien professionnel inadéquat.

Le succès ne peut être garanti, mais ce que l'on peut garantir, c'est de se soucier des autres, de faire de son mieux et d'être là pour aider dans les rares cas où quelque chose ne va pas, les patients apprécient et bénéficient d'un franc-parler.

"Malheureusement, l'échec est souvent le meilleur professeur".

Implant défaillant - "Un implant qui peut présenter une perte osseuse, une augmentation de la profondeur de sondage clinique, un saignement au sondage et une suppuration. Cette perte osseuse peut être progressive".

Implant défaillant - Implant présentant une mobilité clinique, une radiotransparence péri-implantaire et un son sourd à la percussion.

Échecs précoces - Ils surviennent quelques semaines ou quelques mois après la mise en place et sont causés par des facteurs qui peuvent interférer avec le processus normal de cicatrisation ou une réponse altérée de l'hôte.

Échecs tardifs - Ils résultent de processus pathologiques qui touchent un implant précédemment ostéo-intégré.

Péri-implantite - Processus inflammatoire qui affecte le tissu autour d'un implant ostéo-intégré en fonction et entraîne une perte de l'os de soutien.

Mucosite péri-implantaire - Terme utilisé pour décrire les réactions inflammatoires réversibles dans la muqueuse adjacente à un implant.

CLASSIFICATION DES COMPLICATIONS

Équipe suédoise (Branemark et al)
I. Perte d'ancrage osseux
    1. Perforation mucopériostée
    2. Traumatisme chirurgical

II. Problèmes gingivaux
   1. Gingivite proliférative.
   2. Formation d'une fistule

III. Complications mécaniques
   1. Rupture de l'appareil
   2. Fracture de prothèses, vis en or, vis de pilier

Équipe UCLA (Beumer. Moy)

1. Complications de la chirurgie de stade I
   1. Lésions nerveuses mentales
   2. Pénétration dans un sinus, une cavité nasale ou à travers le bord inférieur de la mandibule.
   3. Evier de comptoir excédentaire
   4. Exposition du fil
   5. Forets excentriques, tarauds
   6. Dénudage des fils
   7. Fracture de la mâchoire
   8. Ecchymoses, plus fréquentes chez les patients plus âgés
   9. Déhiscence de la plaie
   10. Abcès de l'espace facial, abcès sous-mental, abcès submandibulaire, angine de Ludwig
   11. Abcès de suture
   12. Perte de la vis de couverture.

2. **Complication dans la chirurgie de stade II**
   1. Mauvais choix de la hauteur de l'appareil
   2. Placement incorrect de la fixation, plus de $35°$ ne peuvent pas être utilisés de manière prothétique
   3. Écrou hexagonal endommagé sur le dessus de l'appareil
   4. Pilier de perte
   5. Fracture de la vis d'abutment
   6. Mise en charge précoce des prothèses

7. Mauvais schéma d'écoulement de l'air avec une conception en "eau haute".
8. Aspiration des instruments
9. Exposition du fil
10. Rupture de l'appareil
11. Résorption osseuse excessive
12. Formation de plaque/calcul
13. Problèmes parodontaux
14. Mauvais choix de la hauteur des piliers

3. Complications prothétiques :
   1) Espace insuffisant sous la prothèse à ancrage osseux complet
   2) Les piliers pénètrent à travers la muqueuse alvéolaire (tissu non attaché).
   3) Fractures de vis : vis en or ou vis de pilier
   4) Fracture de l'acrylique ou de la porcelaine
   5) Défauts de fixation postérieure dans le maxillaire supérieur

Ce mémoire de bibliothèque présente une vue des complications qui surviennent aux stades du diagnostic, de la sélection du patient, du conseil, des procédures per-opératoires, des procédures chirurgicales, de la post-insertion et de l'entretien, ainsi que de leur prévention et de leurs remèdes.

DÉFAILLANCE DE L'IMPLANT DUE À
i) **Facteurs systémiques:-**
Risques médicaux potentiels (Matukas 1988) :
- . Cardiovasculaire - Insuffisance cardiaque, coronaropathie, hypertension, arythmie inexpliquée.
- . Respiratoire - BPCO, bronchopneumopathie chronique obstructive, Asthme.
- . GIT - Troubles nutritionnels, malabsorption due à l'hépatite, maladies inflammatoires de l'intestin.
- . Génito-urinaire - Insuffisance rénale chronique.
- . Endocrinien - Diabète, maladies thyroïdiennes, maladies de l'hypophyse et des glandes surrénales.

- . Appareil locomoteur, arthrite, ostéoporose.
- . Neurologique - Accident vasculaire cérébral, paralysie.

Contre-indications médicales absolues :
- Grossesse
- Granulocytopénie
- Utilisation de stéroïdes
- Couverture antibiotique continue
- Diabète fragile
- Hémophélie
- Syndrome d'Ehler-Dahnlos
- Syndrome de Marfan
- Ostéo-radionécrose
- Insuffisance rénale
- Greffes d'organes
- Traitement anticoagulant
- Dysplasie fibreuse
- Maladie de Crohn

ii) Facteurs psychologiques :
- Manque de soutien
    - Difficultés cognitives
        - Retard mental
        - Démence
        - Psychose
  - Problèmes émotionnels
  - Problèmes interpersonnels
        - Problèmes de comportement
        - Attitudes et croyances problématiques.

Recommandations de base:-

- Identifier les patients présentant des troubles psychiatriques importants

- Orienter vers un psychologue, en cas de troubles
- Être sensible au patient
- Maintenir une bonne communication

"Rencontrez l'esprit du patient avant de rencontrer sa bouche".
iii) Erreurs opératoires

CONSIDÉRATIONS PROSTHODONTIQUES POUR LES IMPLANTS DE STADE I :

1. Complications postopératoires résultant de conditions chirurgicales de stade I.
    - Hémorragie, hématome, œdème.
    - Lésions étendues du mucopérioste.
2. Conditions anatomiques entraînant des complications postopératoires
    a) Dommages aux structures locales et mise en place incorrecte de l'implant
    b) Dommages aux structures adjacentes
        - Sinus maxillaire,
        - Paresthésie labiale post-chirurgicale/douleur dans la mandibule,
        - Placé trop près de la dent adjacente - douleur
    c) Qualité de l'os et stabilité primaire de l'implant
3. Infections préopératoires :

    Serrage insuffisant de la vis du couvercle

    Contamination préopératoire

    Suture retenue

    En cas de persistance >7 jours - retrait de l'implant

4. Surcharge transmuqueuse et mise en charge prématurée de la prothèse
5. Rupture locale de la plaie et perforation de la muqueuse
6. Conditions systémiques et facteurs comportementaux
7. Procédure prothétique provisoire après une chirurgie de stade II Prothèse présentant une

dimension verticale accrue, des divergences occlusales, des forces excessives sur l'implant → risque d'ostéointégration.

Post-étape-I DPR intérimaire

Post-stage-IIInterim FPD

Les prothèses provisoires fixes liées à la résine peuvent être réalisées à l'aide d'attaches orthodontiques et de résines photopolymérisables. La plupart des échecs surviennent entre la pose de l'implant au stade I et la connexion du pilier au stade II.

LA CONCEPTION ET LA FABRICATION DES IMPLANTS EN TANT QUE FACTEURS PRÉDICTIFS DE L'ÉCHEC DES IMPLANTS :

1. Structure macroscopique

    Press Fit cylindrique

    Implants cylindriques creux et ventilés

    Implant cannelé

    Vis lisse en titane

2. Composition de la surface:-

    i) Alliages Ti-Ti

    - Les ostéoblastes semblent bien se développer sur Ti

    - meilleure liaison par rapport au Co-Cr

    ii) Céramiques à base de phosphate de calcium

    - Bond (meilleur que le Ti, (33 fois plus de MOE que l'os)
    - Propriétés mécaniques médiocres

    iii) Hydroxyapatite et croissance osseuse

    - Matériau de revêtement le plus courant sur les implants
    - Renforce l'attachement

iv) Verre bioactif

   - Céramiques polycristallines (cristaux de dioxyde de silicium)

v) Revêtement d'implants par des copolymères

   - Elastomère récent Oxyde de polyéthylène Copolymère de téréphtalate de polybutalène
   - Facteur de croissance-p (protéine BM)

3. Force:- discuté sous

a) Durée de la force:-

   Contacts dentaires <30min /jour

   - Habitudes parafunctioinelles
   - La structure de fatigue de l'implant devrait être plus
   - L'alliage Ti est 4 fois plus rigide que le CpTi
   - La rupture des vis est meilleure que celle du corps
   - Augmentation de la durée de la force → dommages de fatigue à l'os cortical.

b) Type de force - Type de force de compression, de traction, de cisaillement.

   3 modèles de filets standard - en forme de V, en carré, en contrefort

c) Direction de la force - Contre-dépouilles osseuses

   charge d'angulation de 30° - diminue la résistance à la compression de 11 % diminue la résistance à la traction de 25 % .à mesure que l'angulation augmente - la contrainte autour de l'implant augmente

   Angle de force du fil - modifie la contrainte

d) Ampleur de la force - sera augmentée dans les cantilevers, densité de l'os (D4 10 fois plus faible que l'os D1)

  Angulation extrême, habitudes parafonctionnelles

Considérations prosthodontiques :
1. Forces sur les implants :

  Les forces verticales sont mieux tolérées que les forces de flexion latérales.

2. Effet trépied :
   - Plus grand le trépied → plus grande résistance à la flexion
   - Contacts tripodes de grande taille facilement réalisables dans le cas de prothèses implantaires édentées

3. Facteurs de charge géométriques : -
   - Moins de 3 implants
   - Implant relié aux dents
   - Implants en ligne
   - Extensions en porte-à-faux
   - Plan occlusal au-delà du support de l'implant

  Ces facteurs conduisent à l'échec.

4. Rapport couronne-implant :

  Plus grande - mieux tolérée dans le cadre d'une restauration de l'arcade complète

  Plus petit - mieux toléré dans les cas d'édentation partielle

5. Conception occlusale :
   - Table occlusale étroite
   - Contacts centrés sur les implants
   - Occlusion linguale
   - En cas d'édentation partielle, un suivi régulier est indispensable.
   - Habitudes parafonctionnelles - le patient est informé d'un taux de réussite plus faible

6. Extractions stratégiques:-

   Les piliers parodontalement compromis doivent être extraits.

7. Restaurations par implant unique:-

   Parmi les problèmes rencontrés, citons les vis desserrées

   Fracture des vis

   Perte d'ostéointégration

   Fracture des implants

   - Restauration molaire sur implant unique
   - Dans ce cas, il convient d'utiliser des implants de plus grand diamètre avec des composants plus résistants (un implant de 5 mm de diamètre est 200 % plus résistant qu'un implant de 3,75 mm de diamètre).

8. Connexion des implants dentaires:-

   Dent - Ligament parodontal (bouge)

   Implant - Ankylosé à l'os (rigide)

Deux problèmes :-

   i. La dent mobile agit comme un porte-à-faux et augmente la charge sur l'implant.

   ii. Les connecteurs non rigides pénètrent dans la dent.

3 options pour la connexion entre la dent et l'implant:-

i) Un implant - une dent - une connexion rigide

   - pour répartir la charge

ii) Implant multiple - dent(s) - attachement à rupture de contrainte

iii) Piliers à dents multiples incorporés dans des restaurations de longue portée (ici, la dent ne supportera pas la prothèse)

DES COMPLICATIONS AU NIVEAU DES TISSUS MOUS :

1. Exposition de la vis de couverture :-

    A cause de...

Plaie ouverte, matériel de suture résiduel, prothèse dentaire mal ajustée, point douloureux.

déhiscence

Traitement -

- Éliminer la cause
- Chirurgie du lambeau pour éliminer le tissu de granulation
- Greffes gingivales

2. Gingivite proliférative et fistule

- L'épithélium péri-implantaire se développe autour du pilier et du cylindre en or exposé Traitement -

    - Chirurgie par lambeau, gingivectomie (incision en biseau interne)
    - Excision circonférentielle simple - pour les fistules

3. Exposition des filets de fixation :

    - En raison d'une résorption avancée de la crête alvéolaire
    - Gencive attachée minimale, vestibule peu profond
    - 1,5 % de l'incidence notée par Adell et al (1981)

    Traitement : greffe osseuse et couverture par une greffe gingivale libre

COMPLICATIONS MÉCANIQUES ET PRISE EN CHARGE
i) Fracture du composant :
Fracture du match :

- La partie restante doit être enlevée chirurgicalement à l'aide d'une tréphine.
- La partie fracturée est dupliquée
- Le pilier UCLA est monté sur le maître-modèle
- Ce pilier est ensuite vissé dans la fixation et la prothèse est connectée.

ii) Fracture de la vis de pilier :
Si la vis se fracture au niveau du col ou de la tête du dispositif.

Réaliser une rainure dans le fragment de vis de pilier et utiliser le plus petit foret pour faire tourner la vis de pilier.

S'il n'est pas possible de l'enlever, le fractionnement du fragment endommagera les filets de fixation.

iii) **Fracture de la prothèse:-**

- Une prothèse entièrement ancrée dans l'os peut se fracturer au niveau de la section en porte-à-faux, si l'on n'a pas respecté les cires appropriées.
- La fracture de l'armature n'est pas une complication majeure lorsque les fixations sont en bon état.

iv) **Trouble fonctionnel de la parole:-**

Les prothèses à ancrage osseux complet dans le maxillaire peuvent causer des problèmes phonétiques, en raison de l'ouverture des zones d'embrasure interproximales.
La cascade gingivale artificielle en silicone permet de résoudre le problème.

v) **Fixations malposées:-**

- Des piliers angulés peuvent être utilisés.
- Dans les prothèses entièrement implantées, la barre mésostructurelle est utilisée.

La barre mésostructurale peut se fracturer en raison d'une longue portée, d'un support d'implant insuffisant, d'un traumatisme occlusal.

Traitement :

- Si la vis est retenue (fixe détachable), il faut l'enlever, l'indexer et la réparer.
- En cas de fracture d'une barre de coiffe cimentée, utiliser l'électrodux (soudure intra-orale au Ti-).

RÉFÉRENCES-

4. Block & Kent's Endosseous Implants For Maxillofacial Reconstruction (Implants endo-osseux pour la reconstruction maxillo-faciale).
5. Malvin E. Ring's Dentistry An Illustrated History (La dentisterie de Malvin E. Ring, une histoire illustrée)
6. Charles Babbush "Dental implants the art and science" W.B. Saunders.
   Phillip's science of dental materials ; 12th edition.
7. Per Ingvar Branemark "Osseointegration and its experimental background" JPD 1983 Vol. 50, 399-410
8. **Dentisterie implantaire contemporaine 2nd ed Carl E. Misch**
9. Walton JN " a survey of crown and fixed partial denture failures, length of services and reasons for replacement " JPD 1986 Vol. 56, 416-421
10. Goodacre CJ "clinical complications in fixed prosthodontics" " JPD 2003 ,90, 31-41
11. Jivaraj S, Raison d'être des implants dentaires, BRITISH DENTAL JOURNAL VOLUME 200 NO. 12 24 JUIN 2006
12. Haas R "branemark single tooth implants : a preliminary report of 76 implants,JPD 1995 Vol. 73, 274-279
13. Pietrokovski J : La crête osseuse résiduelle chez l'homme ,JPD 1975 Vol. 34, 456-462
14. Shalak Richard 1983 "Biomechanical considerations in osseointegrated prosthesis". Journal of Prosthetic Dentistry ; 49(6) : 843-848

Sélection des patients et aides au diagnostic dans le domaine des implants

15. C. G. Petrikowski et al. "Presurgical radiographic assessment for implants". J Prosthet Dent1989 ; 61(1) : 59-64.
16. Molly L. Bone density and primary stability in implant the rapy. Clin. Oral Imp. Res., 17 (Suppl. 2), 2006 ; 124-135
17. C. G. Petrikowski et al "Presurgical radiographic assessment for implants". 1989 J Prosth Dent ; 61(1) : 59-64.
18. Ernest W. N. Lam "Comparaison de la tomographie informatisée bidimensionnelle à reformatage orthogonal et de la radiographie panoramique pour la planification du traitement des implants dentaires". J Prost Dent 1995 ; 74(1) : 42-46.

19 Lawrence A. Weinberg "CT scan as a radiologic database for optimu m implant orientation". J Prost Dent 1993 ; 69(4) : 381-385.

20 Richard A. Kraut "Interactive radiologic diagnosis and case planning for implants". Dental Implantology Update1994 ; 5(7) : 49-55

Gabarit chirurgical en dentisterie implantaire

21 Girolamo Stellino "Une endoprothèse implantable à double usage fabriquée à partir d'une prothèse provisoire".

J Prost Dent1995 ; 74(2) : 212-214.

22 . Gregory J. Tarantola et Irwin M. Becker "Diagnostic définitif de l'épilation à la cire

avec de la résine composite photopolymérisée". J Prost Dent1993 ; 70(4) : 315-319.

23 Jeffrey L. Tarlow "Fabrication d'un stent chirurgical implantable pour la mandibule édentée". J Prost Dent 1992 ; 67(2) : 217-218.

24 Jesus Espinosa Marin "Fabrication d'un implant radiologique-chirurgical pour le patient partiellement édenté". Quintessence International1995 ; 26(2) : 111-114.

25 Marcus A.R. Lima Verde "A dual-purpose stent for the implant supported prosthesis". J Prost Dent1993 ; 69(3) : 276-280.

Technique chirurgicale généralisée pour les implants endo-osseux de forme racinaire

26 Couronnes molaires et prémolaires sur implant unique : A ten- Year retrospective clinical report Robert L. Simon J Prosthet Dent 2003;90:517-21.

27 Complications cliniques liées aux implants et aux prothèses implantaires Charles J Prosthet Dent 2003;90:121-32.

28 Remplacement des molaires maxillaires et mandibulaires par des implants endo-osseux : A retrospective study William Becker, J PROSTHET DENT 1995;74:51-5.

29 Renouard F, Nisand D. Impact de la longueur de l'implant et de l'épaisseur de l'implant.

sur les taux de survie. Clin. Oral Imp. Res. 17 (Suppl. 2), 2006 ; 35-51

30 Traitement prosthodontique des patients recevant des implants chez les étudiants en pré-doctorat : Suivi sur cinq ans avec le système IMZ Jeffrey Cummings, J PROSTHET DENT 1995;74:56-9

31 . Directives chirurgicales pour la pose d'implants dentaires M. Handelsman BRITISH DENTAL JOURNAL VOLUME 201 NO. 3 12 AOÛT 2006

32 Nkenke E, Fenner M. Indications pour la mise en charge immédiate des implants et le succès des implants. Clin. Oral Imp. Res. 17 (Suppl. 2), 2006 ; 19-

34
Techniques de cicatrisation et de suture pour les implants dentaires chirurgie

33 . Moore RL, suturing techniques for periodontal plastic sugery ,periodontal 2000 11:103-111,1996.

34 . Implants unitaires antérieurs dans la zone esthétique Planification du traitement des implants dans la zone esthétique S. Jivraj British Dental Journal 2006 ; 201 : 77-89

1 5. implants dans la zone esthétique Mohanad Al-Sabbagh Dent Clin N Am 50(2006) 391-407

36 . Techniques d'exposition des implants lors de la deuxième phase de la chirurgie

37 Weber HP :the soft tissue reponse to osseointegrated implants, J Prosthet dent.79(1) : 79-89, 1998

38 Bernhart T : A minimally invasive second-stage procdure for single tooth implants, J Prosthet dent.79(2) : 217-219, 1998

39 . Matériaux d'empreinte, concepts et techniques pour les implants dentaires

40 . Skinner EW : A study of the accuracy of the hydrocolloid impression teeth, J. Prosthet dent.6 : 80-84, 1956

41 . Loos L : A fixed prosthodontic technique for mandibular osseointegrated titanium implants, J Prosthet dent.55 : 232-242, 1986

42 . Ivanhoe JR : Une technique d'empreinte pour les implants ostéo-intégrés, J Prosthet dent.66 : 410-411, 1991

43 Rasmussen EJ : Alternative prosthodontic technique for tissue integrated prostheses, J. Prosthetdent.57 : 198-204, 1987

44 Tautin FS : prise d'empreinte pour les prothèses ostéo-intégrées. J Prosthet Dent. 1985;54:250-51

45 . Skalak R : biomechanical consideration in osseointegrated prosthesis . J ProsthetDent. 1983;49:843-848

46 . Principes d'occlusion en dentisterie implantaire

47 Van Steenbergh D : Une évaluation rétrospective multicentrique du taux de survie des prothèses fixes sur quatre ou six implants et du modum Branemark dans l'édentation complète. J. ProsthetDent. 61:217-223, 1989.

48 Chee WWL, Cho GC : A rationale for not connecting implants to natural teeth, J. Prosthod.6(1) :7-10, 1997.

49 Goldstein GR : the relationship of canine protected occlusion to a periodontal index,

J. Prosthet. Dent. 41:277-283, 1979.
50 Williamson EH, Lundquist DO : Marco TL, Paine S : Mandibular flexure in opening and closure movements, J Prosthet Dent. 31:482-485, 1974.
51 Chibirka RM, Razzoog ME, Lang BR et al : determining the force absorption, quotient for restorative materials used in implant occlusal surfaces, J. ProsthetDent67 (3) : 361-364, 1992.
52 Naert I, Quirynen M, Van Steenberghe D et al : A six year prosthodontic study of 509 consecutively inserted implants for the treatment of partial edentulism. J. ProsthetDent67:236-245, 1992.
53 Shultz AW : comfort and chewing efficiency in dentures, J. Prosthet Dent. 65:38-48, 1951. .
54.guidage antérieur son effet sur l'activité électromyographique des muscles temporaux et masséters, J. Prosthet Dent. 49:816-823, 1983.
55 Schupe RJ et al : effects of occlusal guidance on jaw muscles activity, J ProsthetDent 51:811-818, 1984 .
56.Flemming Isidor Influence of forceson peri-implant bone Clin. Oral Imp. Res. 17 (Suppl. 2), 2006 ; 8-18

Biologie osseuse, ostéointégration et greffe osseuse

57 Mombelli A, Cionca N. Systemic diseases affecting osseointegration therapy.Clin. Oral Imp. Res. 17 (Suppl. 2), 2006 ; 97-103

58 Smith DE, Zarb GA. Critères de réussite des implants endo-osseux ostéointégrés. *JProsthet Dent* 1989 ; 62:567-572.
59.*Asa Leonhardt* Long-term follow-up of osseointegrated Titanium implants using clinical, radiographic and microbiological parameters *Clin. Oral Impl. Res,* 13, 2002 ; 127-132

60 Zarb GA, Symington JM. Osseointegrated dental implants : preliminary report on a replication study. *JProsthet Dent* 1983;50(2):271-6.
61 Traitements de surface des implants dentaires en titane pour une ostéointégration rapide. Matériaux dentaires 23 (2 0 0 7) 844-854
62 . Per Ingvar Branemark "Osseointegration and its experimental background" JPD 1983 Vol. 50, 399-410.
63 . Hanson, Alberktson "Structural aspects of the interface between tissue and titanium implants" JPD 1983 vol. 50, 108-113.
64 . T. Alberktson "Osseointegrated dental implants" DCNA Vol. 30, Jan 1986, 151-189.
65 . Richard Palmer "Introduction aux implants dentaires" BDJ, Vol. 187, 1999, 127132.
66 . Geroge A. Zarb "Implants dentaires ostéointégrés : Preliminary report on a

replication study". JPD 1983, Vol 50, 271-276.
67. Bergman "Evaluation des résultats du traitement par implants ostéo-intégrés par l'Office national suédois de la santé et du bien-être". JPD 1983, vol. 50, 114-116.

68 *Luca Cordaro* Résultats cliniques de l'augmentation de la crête alvéolaire avec des greffons osseux du bloc mandibulaire chez des patients partiellement édentés avant la pose d'un implant. *Clin. Oral Impl. Res.* **13**, 2002 ; 103-111

Périimplantite : prévention, diagnostic et traitement Succès et échecs des implants

69 James Robert A : Periodontal considerations in implant dentistry JPD Aug 1973, vol 30, no. 2, 202-209.
70 Jovanovic Sacha A : The management of peri-implant breakdown around functioning osseointegrated dental implants J. periodontology 1993 ; 64 : 1176-1183.
71 Weber Hans Peter et Cochran David K : The soft tissue response to osseointegrated dental implants JPD 1998, 79,79- 89.
72 Haas Robert et al : The relationship of smoking on peri- implant tissue - A retrospective study JPD 1996, 76, 592-6.
73 Failures in implant dentistry W. Chee British Dental Journal 2007 ; 202 : 123-12 Glickman Irvin : Clinical periodontology 3rd ed.
74 Haas Robert et al : The relationship of smoking on peri- implant tissue - A retrospective study JPD 1996, 76, 6 : 592-6.
75 James Robert A : Periodontal considerations in implant dentistry JPD Aug 1973, vol 30, no. 2, 202-209
76 Weber Hans Peter et Cochran David K : The soft tissue response to osseointegrated dental implants JPD 1998, 79, 79- 89.
77 *Saren Schou* Sondage autour des implants et des dents avec muqueuse péri-implantaire/gingivale saine ou enflammée *Clin. Oral Impl. Res.* **13**, 2002 / 113-126

78 *Marc Quirynen* :Article de synthèse * Risques infectieux pour les implants oraux : une revue de la littérature *Clin. Oral Impl. Res.* **13**, 2002 ; 1-19
79 Teughels W, Effect of material characteristics and/or surface topography on biofilm development (Effet des caractéristiques du matériau et/ou de la topographie de la surface sur le développement du biofilm). Clin. Oral Imp. Res. 17 (Suppl. 2), 2006 ; 68-81 Risk Factors for Endosseous Dental Implant Failure David W. Paquette Dent Clin N Am 50 (2006) 361-374

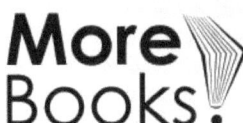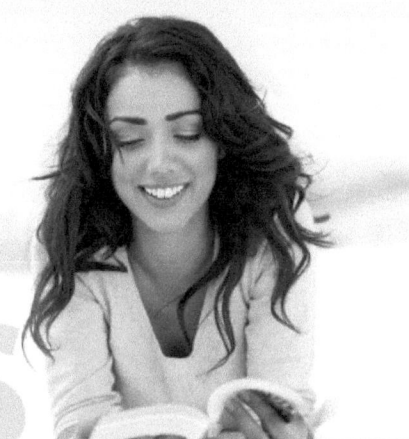

I want morebooks!

Buy your books fast and straightforward online - at one of world's fastest growing online book stores! Environmentally sound due to Print-on-Demand technologies.

Buy your books online at
www.morebooks.shop

Achetez vos livres en ligne, vite et bien, sur l'une des librairies en ligne les plus performantes au monde!
En protégeant nos ressources et notre environnement grâce à l'impression à la demande.

La librairie en ligne pour acheter plus vite
www.morebooks.shop

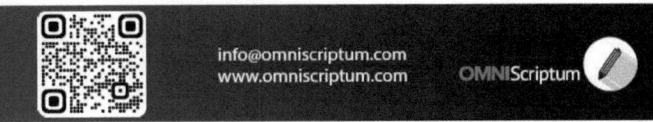

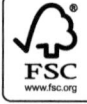

Printed by Books on Demand GmbH, Norderstedt / Germany